EXPERT'S CHOICE

肺癌薬物療法レジメン

編集

倉田宝保
関西医科大学附属病院
呼吸器腫瘍内科教授

吉岡弘鎮
関西医科大学附属病院
呼吸器腫瘍内科准教授

薬剤監修

藤井良平
関西医科大学附属病院
薬剤部

Lung Cancer
Systemic Therapy :

Why do
experts choose
this regimen?

MEDICAL VIEW

本書では，厳密な指示・副作用・投薬スケジュール等について記載されていますが，これらは変更される可能性があります．本書で言及されている薬品については，製品に添付されている製造者による情報を十分にご参照ください．

Lung Cancer Systemic Therapy :
Why do experts choose this regimen?

（ISBN978-4-7583-1818-1 C3047）

Editors: KURATA Takayasu, YOSHIOKA Hiroshige
Advisory Pharmacist: FUJII Ryohei

2022. 3. 20 1st ed

Medical View Co., Ltd.
2-30 Ichigaya-hommuracho, Shinjuku-ku, Tokyo, 162-0845, Japan
E-mail ed @ medicalview.co.jp

　筆者が医師になった1990年代は、進行期の肺がんに対する化学療法の効果は小細胞がんを除き懐疑的なものであり、そもそも化学療法を行うかどうかが論点であった。化学療法を行うとしてもシスプラチンを含む併用療法しか選択の余地がなく、多くの医師は治療選択に悩むことはなかった。

　2022年になる今年まで30年間、肺がんに対する化学療法は読者の皆様もご存知のように劇的な進化を遂げた。効果の高い抗がん剤の開発、分子標的治療薬や免疫チェックポイント阻害薬の台頭で5年生存率数十パーセントにまで治療成績が改善し、多くの患者が恩恵を得ることが可能になった。また、これらの治療はprecision medicineを可能にし、ドライバー遺伝子変異の有無、PD-L1の発現状況で治療選択が変わり、個別化医療の実践にもつながった。多くの製薬企業が競争的に優れた薬剤を開発し、結果として複数の薬剤が使用可能となり治療選択も増えた。

　以前を知る筆者にとっては、治療選択が多くあることは非常に嬉しい悩みではある。一方では、実際の臨床の場では多くの医師はどの薬剤を優先的に使用すべきか悩むケースが多いことが容易に想像できる。学会が作成する「肺癌診療ガイドライン」においても同じカテゴリーの患者に対し、複数の治療レジメンが推奨あるいは提案されている。

　そこで本書は「肺癌診療ガイドライン」とは異なる視線で、肺がん化学療法のエキスパートにお願いし、複数ある治療選択肢のなかからどの治療法、レジメンを選択するのか、その理由は何かを簡潔に執筆いただいた。多くの進行期肺がん患者を治癒もしくは長期生存させるための最善の策をこの書で学び、活用いただければ幸いです。

2022年2月

関西医科大学附属病院呼吸器腫瘍内科教授

倉田宝保

目次

Chapter 4　基礎疾患をどう考慮するか

第2章 Expert's Regimen
関西医科大学レジメン

Chapter 1　小細胞肺癌

Chapter 2　非小細胞肺癌（局所進行期，Ⅲ期）

Chapter 3　非小細胞肺癌（Ⅳ期）

プラチナを含む2剤併用療法（ベバシズマブレジメンを含む）

コラム

執筆者一覧 Authors

編集
倉田宝保　関西医科大学附属病院呼吸器腫瘍内科教授
吉岡弘鎮　関西医科大学附属病院呼吸器腫瘍内科准教授

薬剤監修
藤井良平　関西医科大学附属病院薬剤部

執筆者（執筆順）
植松慎矢　大阪赤十字病院呼吸器内科
横山俊秀　倉敷中央病院呼吸器内科部長
本田　健　帝京大学医学部内科学講座腫瘍内科
関　順彦　帝京大学医学部内科学講座腫瘍内科教授
東　公一　久留米大学医学部内科学講座呼吸器神経膠原病部門准教授
柴　綾　横浜市立市民病院呼吸器内科
濵川侑介　横浜市立市民病院呼吸器内科副医長
下川恒生　横浜市立市民病院呼吸器内科部長
加藤有加　岡山大学病院新医療研究開発センター講師
岡久将暢　国立がん研究センター東病院呼吸器内科
善家義貴　国立がん研究センター東病院呼吸器内科医長
赤松弘朗　和歌山県立医科大学呼吸器内科・腫瘍内科准教授
田宮朗裕　国立病院機構近畿中央呼吸器センター内科医長
小澤雄一　和歌山県立医科大学呼吸器内科・腫瘍内科講師
葉　清隆　国立がん研究センター東病院呼吸器内科医長
後藤　悌　国立がん研究センター中央病院呼吸器内科外来医長
竹安優貴　関西医科大学附属病院呼吸器腫瘍内科
市原英基　岡山大学病院呼吸器・アレルギー内科
松浦宏昌　岡山大学病院呼吸器・アレルギー内科
中原善朗　北里大学医学部呼吸器内科学講師
林　杏奈　日本医科大学大学院医学研究科呼吸器内科学分野
中道真仁　日本医科大学大学院医学研究科呼吸器内科学分野
宮内栄作　東北大学病院呼吸器内科病院講師
上月稔幸　四国がんセンター臨床研究センター長
白石祥理　九州大学大学院医学研究院 胸部疾患研究施設
池田　慧　神奈川県立循環器呼吸器病センター呼吸器内科

藤本大智　和歌山県立医科大学呼吸器内科・腫瘍内科助教

荻野広和　徳島大学病院呼吸器・膠原病内科講師

軒原　浩　徳島大学大学院医歯薬学研究部呼吸器・膠原病内科学分野准教授

内海　裕　岩手医科大学内科学講座呼吸器内科分野

前門戸 任　岩手医科大学内科学講座呼吸器内科分野教授

津端由佳里　島根大学医学部内科学講座呼吸器・臨床腫瘍学診療教授

杉本英司　愛媛大学大学院医学系研究科循環器・呼吸器・腎高血圧内科学

野上尚之　愛媛大学大学院医学系研究科地域胸部疾患治療学講座教授

滝口裕一　千葉大学大学院医学研究院臨床腫瘍学教授

國政　啓　大阪国際がんセンター呼吸器内科医長

大森翔太　静岡県立静岡がんセンター呼吸器内科医長

齋藤　合　千葉大学医学部附属病院呼吸器内科

鈴木拓児　千葉大学大学院医学研究院呼吸器内科学教授

毛利篤人　埼玉医科大学国際医療センター呼吸器内科講師

田宮基裕　大阪国際がんセンター呼吸器内科副部長

髙濱隆幸　近畿大学医学部内科学教室腫瘍内科部門

大矢由子　愛知県がんセンター呼吸器内科医長

山口　央　埼玉医科大学国際医療センター呼吸器内科講師

三浦　理　新潟県立がんセンター新潟病院内科部長

服部剛弘　兵庫県立がんセンター呼吸器内科部長

里内美弥子　兵庫県立がんセンターゲノム医療・臨床試験センター長

第1章
Expert's Choice

限局型・PS良好

同時CRT（PE療法＋AHF）

❶ なぜこのレジメンを選ぶのか

Point 1 化学療法単独と比較して，CRTが生存期間を延長する

- 限局型小細胞肺癌（LD-SCLC）は肺癌診療ガイドライン2020年版で「病変が同側胸郭内に加え，対側縦隔，対側鎖骨上窩リンパ節までに限られており悪性胸水，心嚢水を有さないもの」と定義され，根治を目指すことができる病期である。
- Ⅰ～ⅡA期の標準治療は手術＋術後補助化学療法であるが，それ以外のLD-SCLCに対しては，1990年代に報告された2つのメタアナリシスにより，化学療法単独と比較し，CRTが生存率を有意に延長した[1,2]。

Point 2 早期同時CRTはAHF［1.5Gy/回，1日2回，3週（平日15日間）］で行う

- プラチナ製剤併用レジメンとの併用において，**治療開始～放射線療法終了までの期間が早い（30日以内）**ほうが5年生存率を有意に改善することがメタアナリシスで示された[3]。
- 加速過分割照射（AHF）が推奨される。SCLCは腫瘍の増殖能が高いため，放射線照射期間の延長による腫瘍の加速再増殖を防ぐためには照射期間が短い方法がよい。安全性の観点も含めて上記での施行がよいと考えられている。
- AHF（45Gy/30回/3週）と通常照射（45Gy/25回/5週）を比較したランダム化試験ではAHF群で有意に生存期間を延長した[4]。
- 2017年に報告されたCONVERT試験では，AHF（45Gy/30回）と通常照射（66Gy/33回）が比較され，有意差は認めないもののAHF群で生存率が高い傾向にあった。有害事象に関しても大きな差を認めないことが示された[5]。

Point 3 PE療法が標準治療レジメンで，高い割合で根治を目指せる

- 同時CRTの化学療法レジメンの直接比較試験は存在しないが，PE療法（ED-SCLCの標準レジメン）が用いられた試験が多い。

● ランダム化国内第Ⅲ相試験JCOG0202試験では，PE療法1サイクル＋AHF後に，3サイクルのPE療法群とPI療法群の優越性を検証する直接比較が行われ，主要評価項目のOSに有意差を認めなかった[6]。また，PE療法＋AHFの5年生存率は34.3%であり，悪性度の高いSCLCでも高い割合で根治を目指せる[6]。

Point 4 毒性管理が重要である

● **好中球減少**の頻度は高い。治療強度を保つため，可能な限り放射線療法を継続する（発熱性好中球減少症など，やむをえずG-CSFを投与する際は，放射線照射と同日は避ける）。

● **放射線皮膚炎・食道炎**の頻度も高い。皮膚炎には保湿剤やステロイド軟膏の塗布，食道炎には鎮痛薬や粘膜保護薬の投与など積極的に介入し，治療強度を落とさずに継続する。

Point 5 CRに近い状態が得られれば，CRT終了6カ月以内の予防的全脳照射（PCI）（25Gy/10回）を検討する

● LD-SCLCではCRTが奏効しても脳転移で再発することが多い。1990年代に報告された，対象症例の大部分をLD-SCLCが占めたメタアナリシスにおいて，1次治療でCRが得られた症例に対するPCIが3年間の累積脳転移発生率を有意に低下させ，OSも有意に延長した[7]。

● 別のメタアナリシスでもPCI施行がOSを延長し[8]，LD-SCLCにおいては同時CRT後のPCI（25Gy/10回）が推奨される。

● CRの基準は試験によって異なり，JCOG0202試験では標的病変の最大径和が70%以上減少した症例までPCIが施行された。

● CRT終了6カ月以降にPCIを施行しても有意な脳転移抑制効果は得られないことから，6カ月以内の施行が望ましい。

Point 6 PCIの毒性管理：認知機能低下に注意

● PCIの追加により脳への毒性は増強しないとの報告もあるが，PCI後6カ月時点，12カ月時点の両方で有意な**認知機能低下**を認めたとの報告もある[9]。

● 高齢者など認知機能低下が懸念される症例では，**脳転移の出現に注意**しながら慎重に経過観察することも検討される。

❷ それ以外のレジメンを選ぶとき

CDDP/CBDCA+VP-16療法

間質性肺炎合併例で検討する

- SCLCでは喫煙者の割合がきわめて高く，PS良好であっても間質性肺炎を合併している症例が少なくない。
- 間質性肺炎合併肺癌は放射線治療後の急性増悪リスクが高い。LD-SCLCであっても画像上明らかに合併していれば放射線療法を避けるのが無難であり，ED-SCLCの治療に準じる。
- ED-SCLCの1次治療ではICIを併用するが，ICIも間質性肺炎急性増悪のリスクが高いため，プラチナ製剤併用療法が標準となる。CPT-11は間質性肺炎に禁忌であるため，急性増悪のリスクの低い，上記レジメンを選択する。

照射範囲が広い根治照射不能例では，化学療法を先行する

- 放射線照射範囲が広範囲に及ぶ場合，**放射線肺臓炎**のリスクが高くなる。実際に根治照射可能であるかは，症例ごとに放射線治療医と議論することが重要である。
- SCLCは化学療法への感受性が高いため，治療開始時は放射線療法を併用できなくても，病変が縮小した時点から追加することで，治療効果を高めることができる。

2次治療以降

- 報告がほとんどなく標準治療は定まっていない。
- ED-SCLCの2次治療に準じて**AMR単剤**や**NGT単剤**が検討されるが，**プラチナ製剤併用療法**の有効性を示す報告もある[10]。特に同時CRT終了から再発までの期間が長い症例に関しては，プラチナ製剤併用療法のre-challenge（場合によってはICIも併用）を考慮する余地はある。　　　　　　　　（植松慎矢）

文献
1) Pignon JP, et al. N Engl J Med 1992; 327: 1618-24. PMID: 1331787
2) Warde P, et al. J Clin Oncol 1992; 10: 890-5. PMID: 1316951
3) Ruysscher DD, et al. J Clin Oncol 2006; 24: 1057-63. PMID: 16505424
4) Turrisi AT 3rd, et al. N Engl J Med 1999; 340: 265-71. PMID: 9920950
5) Faivre-Finn C, et al. Lancet Oncol 2017; 18: 1116-25. PMID: 28642008
6) Kubota K, et al. Lancet Oncol 2014; 15: 106-13. PMID: 24309370
7) Aupérin A, et al. N Engl J Med 1999; 341: 476-84. PMID: 10441603
8) Meert AP, et al. BMC Cancer 2001; 1: 5. PMID: 11432756
9) Gondi V, et al. Int J Radiat Oncol Biol Phys 2013; 86: 656-64. PMID: 23597420
10) 戸泉猛大，ほか．限局型小細胞肺癌の化学放射線治療後再発・増悪に対するプラチナ併用療法の意義．肺癌 2018; 58: 550.

限局型・PS不良

同時CRT　もしくは　CE療法＋逐次放射線療法

❶ なぜこのレジメンを選ぶのか

Point 1 PS 2では早期同時CRTが推奨される

- **CDDP＋ETP（PE）療法**：早期同時CRTに多くの試験で用いられており，実施可能な限りは勧められる。PS 2ではPS 0〜1に比べて有害事象により留意する必要がある。CDDPベースでは悪心・嘔吐，神経障害，腎障害の頻度が高い。

- **CBDCA＋ETP（CE）療法**：エビデンスは少ないものの，66歳以上を対象としたPE療法との後ろ向きの比較では[1]，OSに有意差を認めなかった。またSCLC患者を対象としたCDDPベースとCBDCAベースの化学療法を比較したメタアナリシス[2]では限局型が32%含まれていたが，奏効率・PFS・OSに有意差を認めなかった。CBDCAベースでは骨髄抑制の頻度が高い。

- 照射法として**加速過分割照射法**が推奨されているが，その有用性を示した試験[3]にPS 2の症例は約2%しか含まれていないため，PS 2では有害事象に十分留意する。過去の報告では**通常照射法よりも食道炎や好中球減少が多い**とされている。

- SCLCに対しては化学療法が優先されることを踏まえると，CDDPや同時併用の放射線療法の有害事象が懸念される場合には，**CE療法＋逐時放射線療法**が選択肢となる。

Point 2 PS 3では薬物療法単独を検討する

- エビデンスは乏しいが，PS悪化の原因がSCLCで，治療で改善できる可能性があれば，**薬物療法単独**を検討する。ED-SCLCではPS不良例に対する薬物療法を検討する臨床試験がいくつか行われ[4,5]，**CE療法**が多く用いられている。

- 薬物療法中〜後にPS 0〜2に改善した場合，**後期同時もしくは逐次放射線療法の追加**を検討する。薬物療法単独に比べて局所再発率が減少し，OSが改善することがメタアナリシスにより示されている[6,7]。ただし治療関連死が1.2%増加したと報告

されており，肺臓炎や食道炎，骨髄抑制といった有害事象に十分留意する。

Point 3 PS 4では緩和医療を検討する

● 薬物療法の有効性や安全性のデータはきわめて少ない。PS不良の原因がSCLCであれば薬物療法も検討されうるが，実施の根拠が明確でなく，有害事象のリスクを十分考慮する必要があるため，緩和医療が選択肢となる。

Point 4 CRT後に完全寛解・PS良好であれば予防的全脳照射を行う

● 1次治療の急性の毒性が改善してから施行を検討する。
● 有用性を示したメタアナリシスにおいて[8]，PS 0〜1がほとんどで，PS 2以上は全体の2%であった。PS不良の場合の有用性は明らかではなく，有害事象も考慮すると推奨されない。

2次治療以降

● 1次治療のCRT後に再燃し，PSが保たれている症例で検討する。

Point 1 CRT後 6カ月以上経過，ED-SCLCと判断された場合

● **CBDCA＋ETP＋アテゾリズマブ療法**：IMpower133試験[9]において根治的CRTを施行し6カ月以上経過した後にED-SCLCと診断された患者も組み入れて評価されている。

Point 2 再発までの期間が60〜90日以上の場合（sensitive relapse）

● **NGT単剤，CDDP＋ETP＋CPT-11（PEI）療法，AMR単剤，プラチナ製剤＋ETP療法**が選択肢となる。1次治療と同じプラチナ製剤＋ETP療法の再投与もありうる。

Point 3 再発までの期間が60〜90日以下の場合（refractory relapse）

● **AMR単剤**を検討する。

Point 4 再燃時に全身状態不良の場合

● Sensitive relapseであった場合は，ED-SCLCのPS不良例での化学療法を参考にする。Refractory relapseであった場合はプラチナ不応であることもあり，緩和医療が選択肢となる。

（横山俊秀）

文献
1) Kim E, et al. Pract Radiat Oncol 2016; 6: e163-9. PMID: 27142494
2) Rossi A, et al. J Clin Oncol 2012; 30: 1692-8. PMID: 22473169
3) Turrisi AT 3rd, et al. N Engl J Med 1999; 340: 265-71. PMID: 9920950
4) Girling DJ. Lancet 1996; 348: 563-6. PMID: 8774567
5) Souhami RL, et al. J Natl Cancer Inst 1997; 89: 577-80. PMID: 9106647
6) Pignon JP, et al. N Engl J Med 1992; 327 1618-24. PMID: 1331787
7) Warde P, et al. J Clin Oncol 1992; 10: 890-5. PMID: 1316951
8) Aupérin A, et al. N Engl J Med 1999; 341: 476-84. PMID: 10441603
9) Horn L, et al. N Engl J Med 2018; 379: 2220-9. PMID: 30280641

限局型・高齢者

CBDCA+ETP+AHF

❶ なぜこのレジメンを選ぶのか

Point 1 放射線治療に高い感受性があり，LS-SCLCには加速過分割(AHF)照射法を用いたCRTが標準治療である[1]

- 同時CRTについて，1日1回照射(1.8Gy/日，計25回，5週間)と1日2回照射(1.5Gy×2回/日，計30回，3週間)を比較する第Ⅲ相試験において，1日2回照射法が予後良好であった[2]。
- 放射線治療は完遂することが重要である。

Point 2 放射線量増加による治療効果の向上を目指した試験が行われた

- AHFを行っても局所制御率は60%程度に留まっており，さらに治療効果を向上させるための検討が行われている。
- CONVERT試験(第Ⅲ相試験)[3]：45Gy(1.5Gy×2回/日，計30回，3週間)と66Gy(2.0Gy×1回/日，計33回，7週間)の放射線治療を比較。OS中央値において30カ月 vs. 25カ月，p=0.14と有意差を認めなかったが，後者の試験ではOS中央値が37.2カ月 vs. 22.6カ月，p=0.012と有意差が認められた。
- 第Ⅱ相試験[4]：60Gy(1.5Gy×2回/日，計40回，4週間)と45Gy(1.5Gy×2回/日，計30回，3週間)の放射線治療を比較。サブグループ解析で70歳未満では2年生存率が60Gy群81.3% vs. 45Gy群49.1%，p=0.00024と有意差を認めたものの，70歳以上では60Gy群56.0% vs. 45Gy群46.4%，p=0.49と有意差を認めなかった。
- 上記から，**少なくとも高齢者においては放射線量の増加がさらなる有効性を導くとは考え難い。**

Point 3 高齢者にはCDDPではなくCBDCAを選択することが多い

- LS-SCLCにはCDDP/CBDCA＋ETPが選択されるが，臨床試験では対象が75歳以下に限定されていることが多い[3~8]。実臨床では高齢者に対しCDDPではなくCBDCAを選択することが多いが，治療目標は治癒であることから，単に高齢であることを理由に治療強度を著しく減弱させてはならない。

Point 4 抗癌薬治療を放射線治療に先行することが多い

- 放射線治療は，抗癌薬治療と同時に開始する臨床試験もあれば，抗癌薬治療1サイクル後に併用開始する臨床試験もある。
- 放射線の照射設計には時間を要するため，実臨床では抗癌薬治療を先行し，準備が整い次第，併用開始することもある。
- 腫瘍の大きさや進展状況によっては照射部位が広範囲になるため，放射線肺臓炎をはじめとする合併症が起こりうる。リスク回避の観点から，同時CRTを行えないことも経験される。抗癌薬治療を先行し，腫瘍縮小により適切な照射範囲が得られた時点で併用開始することがある。

② それ以外のレジメンを選ぶとき

 Point 1 放射線治療が行えない場合

- 間質性肺炎合併や低肺呼吸機能などで放射線治療が行えない場合は，**プラチナ製剤＋ETPのみ**が選択されることがある。

2次治療 Expert's Choice

CBDCA＋ETP＋アテゾリズマブ/デュルバルマブ

① なぜこのレジメンを選ぶのか

 Point 1 2次治療でもプラチナ製剤の奏効が期待される

- LS-SCLCでは1次治療のPFSが10〜16カ月と報告されている。
- 再度プラチナ製剤を併用した抗癌薬治療が選択される。

 Point 2 PD-L1阻害薬の上乗せにより治療成績の向上が期待される

- ES-SCLCではアテゾリズマブやデュルバルマブを上乗せした臨床試験(IMpower133試験[9]，CASPIAN試験[10])が行われ，治療成績の向上が報告されている。IMpower133試験では少数ではあるがLS-SCLCの再発例も組み入れされている。

② それ以外のレジメンを選ぶとき

 Point 1 PD-L1阻害薬の投与が困難な場合

- 自己免疫性疾患や間質性肺炎の合併，そのほかステロイドなど免疫抑制薬の使用により投与が困難な場合は，免疫治療を避けたレジメンを選択する。
- 高齢者では**CBDCA＋ETP療法**が再度選択される場合が多い。

Point 2 プラチナ製剤投与困難やプラチナ製剤耐性と考えられる場合

● AMRが選択されることが多い[11]。　　　（本田　健，関　順彦）

文献
1) Takada M, et al. J Clin Oncol 2002; 20: 3054-60. PMID: 12118018
2) Turrisi AT 3rd, et al. N Engl J Med 1999; 340: 265-71. PMID: 9920950
3) Faivre-Finn C, et al. Lancet Oncol 2017; 18: 1116-25. PMID: 28642008
4) Grønberg BH, et al. Lancet Oncol 2021; 22: 321-31. PMID: 33662285
5) Kim E, et al. Pract Radiat Oncol 2016; 6: e163-9. PMID: 27142494
6) Rossi A, et al. J Clin Oncol 2012; 30: 1692-8. PMID: 22473169
7) Yuen AR, et al. Cancer 2000; 89: 1953-60. PMID: 11064352
8) Corso CD, et al. J Clin Oncol 2015; 33: 4240-6. PMID: 26481366
9) Horn L, et al. N Engl J Med 2018; 379: 2220-9. PMID: 30280641
10) Paz-Ares L, et al. Lancet 2019; 394: 1929-39. PMID: 31590988
11) Horita N, et al. Sci Rep 2016; 6: 18999. PMID: 26750506

進展型・PS良好

PE療法＋デュルバルマブ
CE療法＋デュルバルマブ/アテゾリズマブ

❶ なぜこのレジメンを選ぶのか

Point 1 ED-SCLCは根治不能であり，生存期間延長とQOL改善を目的とする

Point 2 CDDP＋CPT-11（IP）療法が標準治療であった

● 70歳以下，PS 0〜2を対象にCDDP＋ETP（PE）療法と比較する第Ⅲ相試験（JCOG9511試験）が行われ，2回目の中間解析の結果，有効中止され，IP療法が優越性を示した（OS 9.4カ月 vs. 12.8カ月，p＝0.002）。

Point 3 プラチナ製剤併用療法＋ICIが標準治療として確立した

● IMpower133：CBDCA＋ETP（CE）療法に対して，CE療法＋アテゾリズマブがOSを延長する（OS中央値：10.3カ月 vs. 12.3カ月）ことを示した。

● CASPIAN試験：PE/CE療法に対して，PE/CE療法＋デュルバルマブがOSを延長させることが証明された（OS中央値：10.3カ月 vs. 13.0カ月）[2]。

Point 4 デュルバルマブ併用とアテゾリズマブ併用の治療成績はほぼ同等と考えられる

● 臨床試験の直接比較はできないが，いずれの薬剤もPD-L1阻害薬であり，治療成績も同様であると考えられる。

● CASPIAN試験では維持療法中のデュルバルマブが4週サイクル，IMpower133試験ではアテゾリズマブが3週サイクルであるところが異なる。CDDPが使用可能でIMpower133試験と違い，CDDPの使用が可能であった。

❷ それ以外のレジメンを選ぶとき

IP療法もしくはEP療法

Point 1 **ICIが併用できない場合**

● ICIの使用には免疫関連有害事象(irAE)に注意を要する。SCLCは多彩な**腫瘍随伴症候群**を合併することもあり，ICI併用を躊躇する場合は，IP療法もしくはPE療法を選択するほうが無難と考えられる。

● 関節リウマチや膠原病が合併する場合も同様である。

Point 2 **間質性肺炎でICIが併用できない場合**

● 急性増悪のリスクがあり，治療自体を躊躇する場合がある。

● **CPT-11は間質性肺炎に禁忌**であるため，リスクを十分に説明したうえで**PE療法**を選択する。

2次治療

Sensitive relapse：AMR，トポテカン，PEI療法
Refractory relapse：AMR

❶ なぜこのレジメンを選ぶのか

Point 1 **エビデンスのある治療である**

● 1次治療終了から再発までの期間が長い場合は，再発時の薬物療法の効果が高いため，sensitive relapse(再発までの期間が60〜90日以上)，refractory relapse(再発までの期間が60もしくは90日未満)と定義されることが多かった。

● 肺癌診療ガイドライン2020年版では，上記のように推奨されており，AMRが一般臨床では使用されている。

● しかしながら，これはICIが1次治療に用いられる以前のデータであり，1次治療が変わった現状でも当てはめられるかは不明である。ただ，ICIのPFSが対照群と比べ著明な延長ではないために今までのデータが使えなくなったわけではない。

Point 2 **再発SCLCにおける2次治療での新規薬剤の開発は十分進んでいない**

● 従来の**細胞傷害性抗癌薬**を選択していくという現状は今後も続いていくものと考えられる。

● **PEI療法(CDDP＋ETP＋CPT-11)：トポテカン**(標準治療群)と比較した第Ⅲ相試験(JCOG0605試験)でOSを延長することが示されたが，長期の入院が必要なこととその毒性の強さから，限られた症例でしか実施されていない。

- AMR：トポテカン（標準治療群）と比較した第Ⅲ相試験では，全体集団のOS中央値はトポテカン7.8カ月に対し，7.5カ月であった。そのサブグループ解析では，sensitive relapse症例におけるOSはほぼ同等（9.9カ月 vs. 9.2カ月），refractory relapse症例ではAMR群が良好であった（5.7カ月 vs. 6.2カ月）。わが国で行われたrefractory relapseに対するAMRの単群第Ⅱ相試験（JCOG0901試験）においても，OS中央値8.9カ月と良好な治療成績が示された。

❷ それ以外のレジメンを選ぶとき

CPT-11単剤もしくは　IP療法　もしくは　EP療法

ETPの前治療歴のある患者ではAMRの効果が乏しい

- 再発SCLCにおいて，AMR単剤は標準治療の1つとして広く用いられているが，JCOG0901試験のサブグループ解析において，ETPの前治療歴のある患者では，治療歴のない患者と比べてAMRの効果が乏しいことが示唆されている（PFS中央値：2.9カ月 vs. 5.1カ月，OS中央値：7.9カ月 vs. 13.1カ月）。
- AMR，ETPがともにトポイソメラーゼⅡ阻害薬であることが理由の1つと考えられる。1次治療が変わった現状でも，AMRが2次治療として最も有効な治療であるかは明らかではない。

CPT-11単剤療法も検討される

- これまでは1次治療でIP療法が行われてきたため，2次治療におけるCPT-11単剤療法のデータは十分ではない。
- 新潟のグループでCPT-11単剤療法（100mg/m^2, day1, 8, 3週サイクル）[1]の第Ⅱ相試験が行われ，奏効割合41.3%，OS中央値10.4カ月と報告されている。

Sensitive relapseではプラチナ再投与も選択肢の1つ

- CE療法とトポテカンを比較した第Ⅲ相試験では，CE療法がPFSを延長させたが，OSはほぼ同等であった。わが国で行われたプラチナ製剤併用療法とAMRの比較第Ⅱ相試験（NJLCG 0702試験）でもOSは同等であった。
- プラチナ製剤併用療法の再投与がOSを延長させるデータはこれまでないが，実地臨床ではしばしば行われている。　　（東　公一）

文献
1) Kondo R, et al, Oncology 2018; 94: 223-32. PMID: 29444512

進展型・PS不良

CE療法　もしくは　分割SPE療法（＋PD-L1阻害薬）

❶ なぜこのレジメンを選ぶのか

Point 1　薬物療法によって生存期間の延長が期待できる

- SCLCは薬物療法に対する感受性が良好であり，症状緩和やPS改善が期待できる[1,2]。

Point 2　CBDCA＋ETP（CE）療法とCDDP＋ETP（SPE）療法が標準治療

- JCOG9702試験（第Ⅲ相試験）[3]：70歳以上のPS 0〜2の高齢者および70歳未満のPS 3患者を対象として上記2レジメンの比較試験が行われた。70歳未満のPS 3患者のサブグループ解析においてOS中央値はほぼ同等（CE群 vs. SPE群：7.1カ月 vs. 6.9カ月）だったものの，PS 3の登録は8%に留まることに留意する。

Point 3　毒性，利便性の観点からCE療法が頻用されている

- CE群はSPE群と比較してG3/4の血小板減少が多く認められた（56% vs. 16%，p＜0.01）が，わが国においてCE療法は血小板減少に伴う出血はなく，消化管毒性の頻度が低く，大量補液も必要としない利点がある。ORRにも差はない（73% vs. 73%）[3]。

Point 4　PS 3患者においてはPD-L1阻害薬の追加を検討する

- SCLCの進行によりPSが低下したと考えられる患者では追加を検討する。PS良好患者ではOSを有意に延長するという結果が出ており[4,5]，実臨床ではPS不良患者でもPSの改善が得られることがある。

- 現在，PS不良（PS 2〜3）のED-SCLC患者に対するCBDCA＋ETP＋デュルバルマブ療法の第Ⅱ相試験（特定臨床研究：NE-J045A）が進行中であり，結果が待たれる。

Point 5　PS 4患者に薬物療法を勧めるだけのエビデンスがない

- 第Ⅲ相試験[2]におけるPS 4の割合は3%とごくわずかで，かつ薬物療法同士の比較試験であり，対症療法（BSC）とは比較されていない[2]。

- 毒性を考慮すべきPS 4に関する薬物療法のエビデンスはなく，

有害事象の増強や治療関連死の危険性を十分考慮する必要があるため，原則BSCとなる。

● JCOG9702[3]は70歳以上のPS 0〜2の患者と70歳未満のPS 3患者を対象にした試験で，70歳以上のPS不良患者に対するデータはない。

2次治療

対症療法

❶ なぜこのレジメンを選ぶのか

 PS不良患者に対する薬物療法のエビデンスはない

● 国内外においてPS不良患者の再発SCLCにおける2次治療のエビデンスはなく，有害事象の増強や患者の体力を考慮するとBSCの方針とならざるをえない。

● 実臨床では症例を限って**CE療法リチャレンジやAMR単剤投与**を行うこともあるが，推奨するだけの明確な根拠に乏しい。

❷ それ以外のレジメンを選ぶとき

ペムブロリズマブ単剤

 高頻度マイクロサテライト不安定性（MSI-High）を有する患者には投与を検討する

● KEYNOTE-028（第Ⅰb相試験），KEYNOTE-158（第Ⅱ相試験）[6]において，SCLC患者（n＝131）のORRは19.3%，内訳はCR 2人（1.5%），PR 14人（10.7%）であった。治療関連有害事象はG3 8%，G4 0人，G5 3人であった。

● 本研究はPS良好患者を対象としている点，対象症例が限定的である点に留意が必要であるが，PS不良患者においてもICI単剤であるため検討可能かもしれない。

（柴　綾，濵川侑介，下川恒生）

文献
1) Souhami RL, et al. J Natl Cancer Inst 1997; 89: 577-80. PMID: 9106647
2) Girling DJ. Lancet 1996; 348: 563-6. PMID: 8774567
3) Okamoto H, et al. Br J Cancer 2007; 97: 162-9. PMID: 17579629
4) Paz-Ares L, et al. Lancet 2019; 394: 1929-39. PMID: 31590988
5) West H, et al. Lancet Oncol 2019; 20: 924-37. PMID: 31122901
6) Chung HC, et al. J Thorac Oncol 2020; 15: 618-27. PMID: 31870883

進展型・高齢者（71歳以上）

CBDCA+ETP+アテゾリズマブ/デュルバルマブ

❶ なぜこのレジメンを選ぶのか

Point 1　71歳以上の高齢者でもOSを延長する可能性がある

- ED-SCLCを対象に実施された2つの国際共同第Ⅲ相試験（非盲検無作為化比較試験），IMpower133試験（CBDCA＋ETP±アテゾリズマブ）[1]およびCASPIAN試験（CDDP/CBDCA＋ETP±デュルバルマブ）[2]において，化学療法＋ICIがPFS，OSを延長することが再現性をもって示された。

- いずれの試験でも，患者は年齢を問わず組み入れられていたため，肺癌診療ガイドライン2020年度版では，年齢によらず「推奨度：1，エビデンスの強さ：A」として記載された。

- サブグループ解析の結果，化学療法＋ICIのOSにおける有益性は，年齢（＜65歳/≧65歳），性別（女性/男性），PS（0/1）などすべてのサブグループ間で一貫していた。従って，**化学療法＋ICIは年齢を問わず有効性を示す可能性がある**。

- 厳密には，71歳以上のED-SCLCの高齢者のみを対象に，化学療法＋ICIの有効性，安全性を検証した臨床試験結果はまだない。上述の2試験も71歳以上の高齢者のデータの公表はない。**現在進行中の臨床試験結果が出るまでは慎重に投与する**。

- いずれのレジメンがよいかは比較試験がなく明らかではない。

- 化学療法に用いるプラチナ製剤は，後述の歴史的背景および有害事象の観点（CBDCAを含む化学療法はCDDPを含む化学療法と比較して，消化器毒性，腎障害などが軽度であること[3]）から，CBDCAを選択した。

Point 2　ETPの用量（80mg/m^{2}または100mg/m^2）と安全性

- 上述の2試験の結果が得られる前は，わが国ではCBDCAに併用するETPの用量は80mg/m^{2}が標準的であった。

- IMpower133試験で100mg/m^{2}であるのは，NCCNガイドライン（v.1.2016）が推奨していたこと，70歳以上のSCLC患者を

対象とした国内臨床試験で100mg/m²でも有害事象は管理可能であったこと[4]などが理由として挙げられている。

● CASPIAN試験では80mg/m²と100mg/m²から主治医が選択できた。患者の状態により用量調整が可能であることは，安全性の観点から実臨床の現場に即しており，使用しやすい利点がある一方，どの用量で治療開始すれば最も効果的かつ安全性が高いかは明確となっていない点に疑問が残る。

● いずれの試験でも，化学療法＋ICIの年齢ごとの有害事象が公表されていないことからも，安全性の懸念が残る（後述）。

 PS不良例（PS 2以上）での有効性，安全性は明らかではない

● SCLCは化学療法に対する感受性が良好であり，PS 3でも化学療法により症状緩和やPS改善の可能性があれば検討するが，上述の2試験にはPS 2以上は含まれていなかった。

 高齢者は加齢に伴いさまざまな生理機能が変化し，臓器予備能が低下している

● 一見全身状態が良好に感じても，高齢者を一面的に身体評価することは難しい。

● 筋肉量の低下によりクレアチニン生成量が減少するため，血清クレアチニン値は腎機能の指標として適切でないことがある。**年齢と体重を加味したCCrの算出が必須である。**

● 身体機能評価として一般的にPSが使用されるが，高齢者においてはPSだけで個体差を把握することは困難である。

● 高齢者に化学療法＋ICIを用いる場合は，年齢やPS以外に，高齢者評価（GA）［身体機能，合併症，栄養状態などを多面的に評価］を用いるなど，総合的に評価する。

● 骨髄抑制などの有害事象に細やかに配慮し，重篤な有害事象が出現した場合には迅速に対応できる体制を整えておく。

❷ それ以外のレジメンを選ぶとき

PE療法（CDDP 80mg/m²＋ETP 100mg/m²）

 PS 0〜3の場合（71〜75歳未満）

● 75歳未満を対象とした臨床試験の結果，上記が使用される[5]。

● わが国のJCOG9702試験において，70歳以上かつPS 0〜2，もしくは70歳以下のPS 3を対象とした分割PE療法［1サイクル3〜4週間，CDDP（25mg/m²）＋ETP（80mg/m²），day1〜3］

とCE療法［CBDCA（AUC 5）＋ETP（80mg/m²）］の治療効果はほぼ同等，有害事象も忍容可能であった。腎機能低下などでCDDPの一括投与が困難な場合に推奨［PS 3は提案（推奨の強さ：2，エビデンスの強さ：C）］される[6]。

Point 2 PS 4の場合は原則対症療法

● 過去に臨床試験に組み込まれたのはごく少数であり，化学療法を行うことのエビデンスは乏しい[7]。

● 有害事象の増加や治療関連死のリスクが高まるため，ガイドラインでも薬物療法は行わないよう提案（推奨の強さ：2，エビデンスの強さ：D）されている。

2次治療　Expert's Choice

AMR（40mg/m²）単剤

Point 1 AMR単剤は非高齢者に準じて第一選択である

● 再発症例においても71歳以上の高齢者の確固たる治療方法は確立されていない。Sensitive relapse（1次治療終了から再発まで90日以上），refractory relapse（90日未満）のいずれの場合も，非高齢者に準じて第一選択であることが多いが，**1次治療でICIを投与した場合の有効性，安全性は明らかではない。**

Point 2 PEI療法は有意にOSを延長したが，実施は慎重に検討する

● 75歳以下の再発SCLC（sensitive relapse）を対象に，PEI療法［G-CSF製剤の予防投与を併用し，1サイクル2週間，CDDP（25mg/m²，day1,8），ETP（60mg/m²，day1〜3），CPT-11（90mg/m²，day8）を5サイクル］とNGT単剤との比較試験（JCOG0605試験）がわが国で行われ，有意にOSを延長した。

● 予防的にG-CSFを使用しても発熱性好中球減少症を30%ほど認めたため，特に高齢者では有害事象の面から，治療選択について慎重な検討を要する。　　　　　　　　　　（加藤有加）

文献
1) Horn L, et al. N Engl J Med 2018; 379: 2220-9. PMID: 30280641
2) Paz-Ares L, et al. Lancet 2019; 394: 1929-39. PMID: 31590988
3) Rossi A, et al. J Clin Oncol 2012; 30: 1692-8. PMID: 22473169
4) Okamoto H, et al. J Clin Oncol 1999; 17: 3540-5. PMID: 10550152
5) Fukuoka M, et al. J Natl Cancer Inst 1991; 83: 855-61. PMID: 1648142
6) Okamoto H, et al. Br J Cancer 2007; 97: 162-9. PMID: 17579629
7) Girling DJ. Lancet 1996; 348: 563-6. PMID: 8774567

PS良好

1次治療　Expert's Choice

同時CRT（主にCP療法）followed byデュルバルマブ

❶ なぜこのレジメンを選ぶのか

Point 1　治療目標は根治で，PS良好な患者に対する標準治療はCRTである

● RTとCRTを比較した14の試験のメタアナリシスでは，RTと比較し，CRTが生存を延長した（HR 0.83，95%CI 0.77-0.90）[1]。

● さらに，CRTにおける化学療法と放射線治療の併用時期について，同時併用と逐次併用を比較した6の試験のメタアナリシスでは，同時併用は逐次併用と比較し，OSを延長した（HR 0.84，95%CI 0.74-0.95，p＝0.004）[2]。

Point 2　デュルバルマブによる地固め療法が有用

● CRT後に，PD-L1阻害薬であるデュルバルマブによる地固め療法の有効性を検討したPACIFIC試験（第Ⅲ相試験）では，プラセボ群と比較して，PFSを有意に延長（PFS：16.8カ月 vs. 5.6カ月，HR 0.52，95%CI 0.42-0.65，p＜0.01）[3]，OSも有意に延長し（HR 0.68，99%CI 0.47-0.997，p＝0.0025）[4]，標準治療として確立された。

Point 3　CRTにおける化学療法のレジメンはCP療法が標準治療である

● PACIFIC試験では，CRTの化学療法のレジメンについて，プラチナ製剤と細胞傷害性抗癌薬（VP-16，VNR，VBL，PTX，DTX，PEM）の併用療法が使用されている。最も頻度が高かったのはCBDCA＋PTX（33.2%）であった[3]。

● 切除不能局所進行NSCLCに対するCRTにおいて，化学療法のレジメンを比較したWJTOG0105試験では，標準治療であったCDDP＋VDS＋MMC（MVP）療法に対して，CBDCA＋PTX（CP）療法，CBDCA＋CPT-11療法が比較検討された。MVP療法（20.5カ月）とCP療法（22カ月）でOSに有意差を認めなかったが（p＝0.876），有害事象では，CP群では血球減少，発熱性好中球減少症，嘔気は有意に頻度が低かった[5]。

● そのほか，71歳以上の高齢者においては，連日CBDCAの投

与も治療選択肢である。

2次治療以降

再発部位が局所の場合

- 切除不能NSCLCでCRTを施行した患者のうち，10～30%に局所再発を認める。単発の転移のみの場合，しばしば**診断も兼ねて切除を検討**することがある。また，診断が確定でき再発の場合でも，単発であれば単回照射をすることもある。
- いずれの場合も，予後を改善するエビデンスはないため，メリットとデメリットについて，呼吸器外科や放射線治療科と相談し，検討する必要がある[6,7]。

デュルバルマブ後に遠隔転移再発の場合（ドライバー遺伝子変異陽性）

- **各種TKIを使用する。**前治療でPD-L1阻害薬の投与歴がある場合は肺臓炎に注意を要する。進行期の*EGFR*遺伝子変異陽性肺癌において，オシメルチニブ使用成績調査の最終報告では，ニボルマブ最終投与から1カ月未満の使用の場合の肺臓炎発症割合は27.8%であったが，6カ月以上経過した場合は3.2%であった。
- TKI治療を考慮する場合は，**可能な限り期間をあけて使用することが望ましい。**

デュルバルマブ後に遠隔転移再発の場合（ドライバー遺伝子変異陰性）

- Ⅳ期の治療に準じて，化学療法とICIの併用療法を検討する。ICIの再投与については，現時点での有効性は明らかではない[8]。
- ICIを使用しない場合は，**プラチナ併用療法の再投与，DTX＋ラムシルマブ**の投与などを検討する。プラチナ併用療法とDTX＋ラムシルマブを直接比較検討したものはなく，全身治療や1次治療での有害事象の程度や再燃までの期間などを考慮し，使用するレジメンを選択する。　　　（岡久将暢，善家義貴）

文献
1) Pritchard RS, et al. Ann Intern Med 1996; 125: 723-9. PMID: 8929005
2) Aupérin A, et al. J Clin Oncol 2010; 28: 2181-90. PMID: 20351327
3) Antonia SJ, et al. N Engl J Med 2017; 377: 1919-29. PMID: 28885881
4) Antonia SJ, et al. N Engl J Med 2018; 379: 2342-50. PMID: 30280658
5) Yamamoto N, et al. J Clin Oncol 2010; 28: 3739-45. PMID: 20625120
6) Hunter B, et al. Semin Radiat Oncol 2021; 31: 124-32. PMID: 33610269
7) Dickhoff C, et al. Lung Cancer 2016; 94: 108-13. PMID: 26973215
8) Katayama Y, et al. J Clin Med 2019; 9: 102. PMID: 31906082

2
非小細胞肺癌　根治化学放射線療法（局所進行期，Ⅲ期）

PS不良

1次治療　Expert's Choice

同時CRT followed byデュルバルマブ

❶ なぜこのレジメンを選ぶのか

Point 1 PSが不良でも根治を目指したCRTが可能な場合

● PS良好例と同様，CRTを検討する。

● 併用する化学療法については，有害事象の軽微なCBDCA＋PTXや高齢者を対象としたレジメンである**連日CBDCA**を選択する。それぞれのG3以上の有害事象発現率は，好中球減少（61.9%, 57.3%），貧血（8.8%, 5.2%），食道炎（8.3%, 1.0%），肺臓炎（4.1%, 1.0%），発熱性好中球減少症（10.2%, 2.1%）である[1,2]。

● 治療によりPSが改善した場合は，**デュルバルマブによる維持療法**も検討する。

Point 2 PS不良のため化学療法併用が困難な場合：放射線治療単独を考慮

● 手術不能なⅢ期のNSCLC患者を対象に放射線治療を比較した試験では，2年生存率は通常照射群（50Gy/25fr）で18%，無治療群（症状出現したら姑息照射を追加）で0%であり，通常照射群の生存率が良好であった[3]。以上より，化学療法の併用が困難な場合は放射線の単独治療を考慮する[4]。

Point 3 上記のいずれもが困難な場合：全身の薬物療法

● Ⅳ期のPS不良の治療に準じる。治療によりPSが改善した場合，放射線の逐次併用を検討する。同時併用が逐次併用よりも有効とされているが，急性期の有害事象では，逐次照射のほうが食道炎の発生が少なく，副作用は軽い可能性がある（RR 4.9, 95%CI 3.1-7.8, p＜0.01）[5]。　　　　（岡久将暢，善家義貴）

文献
1) Yamamoto N, et al. J Clin Oncol 2010; 28: 3739-45. PMID: 20625120
2) Atagi S, et al. Lancet Oncol 2012; 13: 671-8. PMID: 22622008
3) Reinfuss M, et al. Cancer Radiother 1999; 3: 475-9. PMID: 10630160
4) 日本肺癌学会, 編. 肺癌診療ガイドライン2020版. 東京. 金原出版：2021
5) Aupérin A, et al. J Clin Oncol 2010; 28: 2181-90. PMID: 20351327

CRT適応症例でドライバー変異陽性例

1次治療　Expert's Choice

化学放射線療法（＋デュルバルマブ）

・必ずしもデュルバルマブは標準治療ではない

❶ なぜこのレジメンを選ぶのか

Point 1 化学放射線療法（CRT）とその後のデュルバルマブが標準治療

- PACIFIC試験ではCRT後に無増悪であった患者を対象に，デュルバルマブとプラセボが比較され，前者が有意なPFSとOS延長を示した。

Point 2 *EGFR*をはじめ，ドライバー変異陽性例にICI単独の効果は低い

- ドライバー変異陽性例は腫瘍におけるPD-L1発現やtumor mutation burdenが低く，腫瘍浸潤リンパ球（tumor-infiltrating lymphocytes）が少ないなどの特徴を有する[1]。

- 進行期NSCLCにおいて，*EGFR*遺伝子変異陽性例におけるICI単独とDTXと同程度の有効性であることがメタアナリシスで示されている[2]。

Point 3 PACIFIC試験のサブセット解析では*EGFR*陽性例において有効性の低下が認められる

- PFSのサブセット解析において，プラセボに対するHRは，*EGFR*陰性例の0.47（95%CI 0.36-0.60）に対して*EGFR*陽性例では0.76（0.35-1.64）となっている[3]。ただし*EGFR*陽性例が43例と少数しか含まれていないので解釈に注意を要する。

Point 4 *EGFR*陽性例ではCRT後のデュルバルマブの有効性が乏しいことが報告された

- 37例の*EGFR*陽性例，Ⅲ期においてCRT後にデュルバルマブ投与を受けた13例のmPFSは10.3カ月，受けなかった24例のPFSは22.8カ月であった[4]。

- 以上より，ドライバー変異陽性例に対するデュルバルマブについては少数例ながら有効性の低下を示唆するデータが複数存在する。デュルバルマブを「非」推奨とするほどの根拠にはならないが，現時点では治療選択のオプションという位置付けでよいと考える。

- なお，ドライバー変異のなかでもICIの有効性が高いとされる*KRAS*などの陽性例ではこの限りでなく，今後データの蓄積が必要である。

❷ それ以外のレジメンを選ぶとき

 化学療法を行わずに，EGFR-TKIと胸部放射線治療を同時併用することについてはあくまで臨床研究の段階で，実地臨床では行うべきではない

- ゲフィチニブあるいはエルロチニブと胸部放射線治療の同時併用について，前向き試験が2つ報告されている[5,6]。いずれもPFSは非常に長いものの（18，24カ月），最終的にⅢ期NSCLCの治療目標である根治が得られるのかは不明である。
- 肺臓炎は頻度が多くなるものの忍容可能とされている一方で，肝障害の増加など想定外の有害事象が増える可能性も指摘されており，現時点では日常臨床として行うべきではない。
- **TKIは増悪した場合の2次治療以降**で用いるべきである。

（赤松弘朗）

文献
1) Gainor JF, et al. Clin Cancer Res 2016; 22: 4585-93. PMID: 27225694
2) Lee CK, et al. J Thorac Oncol 2017; 12: 403-7. PMID: 27765535
3) Antonia SJ, et al. N Engl J Med 2017; 377: 1919-29. PMID: 28885881
4) Aredo JV, et al. J Thorac Oncol 2021; 16: 1030-41. PMID: 33588109
5) Akamatsu H, et al. J Thorac Oncol 2021; 16: 1745-52. PMID: 34116229
6) Xing L, et al. Int J Radiat Oncol Biol Phys 2021; 109: 1349-58. PMID: 33220395

ドライバー遺伝子変異あり
*EGFR*変異（PS良好・不良）

1次治療　Expert's Choice

> ### オシメルチニブ

❶ なぜこのレジメンを選ぶのか

Point 1 第Ⅲ相試験においてゲフィチニブ/エルロチニブと比較してPFSとOSの評価項目を統計学的に延長した

- FLAURA試験[1,2]において，PFSでHR 0.46（PFS中央値：18.9カ月 vs. 10.2カ月），OSでHR 0.80（OS中央値：38.6カ月 vs. 31.8カ月）と有意に延長している。
- 3年時点の治療継続症例が，ゲフィチニブ/エルロチニブ群で9％に対し，オシメルチニブ群で28％と**長期治療継続が可能**な可能性が高い[2]。

Point 2 皮疹や下痢など毒性の頻度が低めで重症化率も低い。肝障害の発現頻度が低く，毒性マネジメントが容易である

- ゲフィチニブ/エルロチニブ群で下痢57％，ざ瘡様皮疹48％，AST上昇25％に対し，オシメルチニブ群で下痢58％，ざ瘡様皮疹25％，AST上昇9％であり，皮疹，肝障害に関してはオシメルチニブで軽度であった。

Point 3 脳転移症例への効果が期待でき脳への病勢進行割合が低い

- 中枢神経系への奏効率がゲフィチニブ/エルロチニブ群で43％，オシメルチニブ群で66％（odds ratio 2.5）であり，また中枢神経系の病勢進行の割合がオシメルチニブ群で低かった[3]。

Point 4 内服時間を調整しなくてよい経口薬単剤で，忍容性が高く，毒性に応じた用量調整も可能である

- 内服時間を食間にする必要がなく，1日1錠で，忍容性が高く，毒性に応じて80mg/日から40mg/日へ用量調整が可能である。

❷ それ以外のレジメンを選ぶとき

Point 1 耐性化の機序とそれに対する治療法が定まっておらず，2次治療以降のデータが乏しい

- C797Sをはじめとする付加*EGFR*遺伝子変異やMETなどの増

幅をはじめさまざまな耐性機序が報告[4]されており，標的治療が定めにくい。そのため，次治療では**プラチナ併用療法**を軸とした化学療法が主体となる。

Point 2 サブグループ解析において，アジア人サブグループやL858RサブグループへのOS延長効果に乏しい

●オシメルチニブのサブグループ解析において，アジア人サブグループやL858Rサブグループでは，ゲフィチニブ/エルロチニブ群とOSで各HR 1.00，1.00と延長効果を認めていない[2]。

① ゲフィチニブ

●FLAURA試験の結果から，PS良好群においてゲフィチニブ単剤を使用することはないが，PS不良(PS 2〜4)例においてNEJ-001試験で有効性(奏効率66%，PFS中央値6.5カ月，OS中央値17.8カ月)が報告されている[5]。

●アファチニブやオシメルチニブはPS不良例の報告が乏しいことから，**PS不良例では選択肢の1つ**となりうる。

② エルロチニブ

●FLAURA試験の結果から，PS良好群にエルロチニブ単剤を使用することはないが，PS不良(PS 2)例において，プラチナ併用療法との比較第Ⅲ相試験でPS 2が10%強含まれており，PS 0〜1と同等の有効性(奏効率66%，PFS中央値6.5カ月，OS中央値17.8カ月)が報告されている[6]。

●アファチニブやオシメルチニブでは，PS不良例に対する報告に乏しいことから，**PS 2例では選択肢の1つ**となりうる。

③ アファチニブ

●オシメルチニブと直接比較した優越性試験はない。標準療法の1つである。

●有害事象として皮疹や下痢対策が必要である。症状に応じた用量調整(標準量40mgのほか，30mg，20mg)が必要であるものの，1日1錠の内服で治療可能である。

●シークエンス治療を考えた場合，病勢進行時にT790Mを認めた場合のOSについては，オシメルチニブよりも延長する可能性も期待できる(アファチニブからオシメルチニブへT790Mを

検出してシークエンスできた症例では，レトロスペクティヴの報告で，OS中央値が41.3カ月で，2年生存割合が80％であった[7]。**若年者のPS良好例では長期生存の可能性から選択肢となりうる。**

- 基礎データにおいては，uncommon *EGFR*遺伝子変異（Exon 20 insやT790M変異除く）への親和性が高く，LUX-Lung試験の結果[8]から第一選択である。

④ エルロチニブ＋ラムシルマブ療法

- オシメルチニブと直接比較した優越性試験はない。標準療法の1つである。
- PFS中央値が19.4カ月と長く，この値がExon del 19，L858Rにかかわらず保たれている[9]。L858Rの成績がオシメルチニブではExon del 19よりも劣ることより，同治療でのPFS延長効果を期待する場合，**特にL858R陽性例において選択肢となりうる。**
- OSにおいても，アファチニブと同様にオシメルチニブへシークエンス治療ができた場合に長期生存が期待できる可能性がある。
- ただし，ラムシルマブ（VEGF阻害薬）を併用するため，出血や高血圧，蛋白尿などの付加毒性への注意と，2週間に1回の点滴が必要となる。上記が可能な例においての使用考慮となる。

2次治療   Expert's Choice

CBDCA＋PTX＋ベバシズマブ＋アテゾリズマブ療法

❶ なぜこのレジメンを選ぶのか

Point 1 少数例の報告ではあるが，ICI併用治療として治療効果に期待がもてる

- IMpower150試験の*EGFR*遺伝子変異陽性のサブグループ解析で，同治療法はCBDCA＋PTX＋ベバシズマブ療法と比較し，OSでHR 0.61（OS中央値：未達 vs. 18.7カ月），PFSでHR 0.61（PFS中央値：10.2カ月 vs. 6.9カ月）と報告されており，奏効率も約70％と良好な成績であった[10]。

- *EGFR*遺伝子変異陽性例は，1次治療を評価したICI単独療法の対象から外れており，有効性のデータに乏しい。2次治療においても，*EGFR*遺伝子変異陽性例におけるICIのDTX療法に対するOSは，HR 1.11（95％CI 0.8-1.53）と有効性が示されていない[11]。

❷ それ以外のレジメンを選ぶとき

① CBDCA＋PEM±ベバシズマブ療法

- PTXによる筋肉痛や末梢神経障害，脱毛を回避したい場合に検討する。
- ベバシズマブの使用禁忌の症例（中枢気道病変や肺病変で空洞病変など），ベバシズマブの上乗せが懐疑的である75歳以上の高齢者ではCBDCA＋PEM療法を検討する。

② Oligo metastasesに対する放射線療法

- EGFR-TKI治療中の病勢進行で，転移部位が限られている場合，放射線治療を検討する。
- ほかがコントロールできていれば，同一のEGFR-TKIで治療を継続することも検討する。

（田宮朗裕）

文献
1) Soria JC, et al. N Engl J Med 2018; 378: 113-25. PMID: 29151359
2) Ramalingam SS, et al. N Engl J Med 2020; 382: 41-50. PMID: 31751012
3) Reungwetwattana T, et al. J Clin Oncol 2018; 36: 3290-7. PMID: 30153097
4) Leonetti A, et al. Br J Cancer 2019; 121: 725-37. PMID: 31564718
5) Inoue A, et al. J Clin Oncol 2009; 27: 1394-400. PMID: 19224850
6) Rosell R, et al. Lancet Oncol 2012; 13: 239-46. PMID: 22285168
7) Hochmair MJ, et al. Future Oncol 2019; 15: 2905-14. PMID: 31370698
8) Yang JC, et al. Lancet Oncol 2015; 16: 830-8. PMID: 26051236
9) Nakagawa K, et al. Lancet Oncol 2019; 20: 1655-69. PMID: 31591063
10) Reck M, et al. Lancet Respir Med 2019; 7: 387-401. PMID: 30922878
11) Lee CK, et al. JAMA Oncol 2018; 4: 210-6. PMID: 29270615

ドライバー遺伝子変異あり
*ALK*変異（PS良好・不良）

1次治療　Expert's Choice

アレクチニブ
---

❶ なぜこのレジメンを選ぶのか

Point 1 クリゾチニブを凌駕する抗腫瘍効果

- 進行期*ALK*陽性肺癌に対して，クリゾチニブを対照群として有効性を評価する第Ⅲ相試験が3つ（J-ALEX試験，ALEX試験，ALESIA試験）行われ，クリゾチニブ群で奏効率75～79%，PFS中央値は10.2～11.1カ月に対し，アレクチニブ群は83～92%，34.1～34.8カ月（ALESIA試験では未達）であり，PFSにおけるHRはそれぞれ0.37，0.43，0.37と非常に良好であった。

Point 2 中枢神経病変にもよく効き，新規発症も抑える

- J-ALEX，ALEX，ALESIA試験に登録された脳転移群において，アレクチニブはPFS HR 0.08，0.40，0.13と脳転移がない群より良好であり，脳転移がない群における12カ月後脳転移（新規）発生率もクリゾチニブで31.5%，アレクチニブ群で4.6%とアレクチニブで低いことが報告されている（ALEX試験）[1]。

Point 3 低い毒性と高い忍容性が示され，PS不良でも有効

- J-ALEX試験では，クリゾチニブの約70%で嘔気，下痢，約30%でAST/ALT上昇があり，アレクチニブでは各約10%と少なかった。

- G3以上の有害事象はクリゾチニブで60.6%，アレクチニブで36.9%，有害事象による試験からの脱落は23.1%，11.7%であり，安全性/忍容性もまたアレクチニブが優る。

- アレクチニブではPS不良例（PS 2～4）を対象とした臨床試験が行われ，18例と少数ながら奏効率72.2%，PFS中央値16.2カ月と良好であり，安全性も問題がないことが報告されている。

❷ それ以外のレジメンを選ぶとき

ブリグチニブ/ロルラチニブ

- 未治療例を対象にクリゾチニブに対するPFSの優越性を第Ⅲ相

試験で証明した薬剤は，ほかにブリグチニブとロルラチニブがある。

Point 1 より高い抗腫瘍効果を期待して

- ブリグチニブは，クリゾチニブに対してPFS HR 0.49であり，PFS中央値 24.0カ月を示している[2]。同試験に日本の施設は参加していないが，2021年に日本で行われた第Ⅱ相試験（J-AL-TA試験）の未治療コホートの結果（32例）が報告され，奏効率97%，PFS率は12カ月時点で93%（中央値は未達）と非常に良好であった[3]。

- ロルラチニブは，同じくクリゾチニブに対してPFS HR 0.28，PFS中央値未達であり，奏効率76%，12カ月PFS率は78%（中央値は未達）といずれも良好であった[4]。

Point 2 薬剤により大きく異なる有害事象プロファイル。考慮した治療選択が鍵

- ブリグチニブでは，CK上昇（46%），高血圧（32%），AST/ALT上昇（21〜26%），アミラーゼ/リパーゼ上昇（18〜23%）などがみられるが，膵炎や横紋筋融解症はほとんどないとされる。

- **投与開始ごく早期（7日以内）に肺臓炎（early onset pulmonary event：EOPE）がみられる**[5]。発症率は3〜8%とされ，**低量から開始すると出にくい**など，ほかの薬剤による肺障害とは異なる特徴をもつ。

- ロルラチニブでは，高コレステロール/中性脂肪血症（64〜70%），浮腫（55%），体重増加（38%）に加えて，**認知力低下（21%）が特徴的**である[4]。高齢者では認知症との区別を意識し，また，若年でも仕事や生活への影響に注意する。

2次治療　Expert's Choice

ブリグチニブ

❶ なぜこのレジメンを選ぶのか

Point 1 ブリグチニブかロルラチニブか

- アレクチニブ治療後の症例を対象とした臨床試験の一覧を表に示す。いずれも少数の単群試験/研究であり直接比較は難しいが，ブリグチニブもしくはロルラチニブで抗腫瘍効果が良好な傾向がみられる。

表 アレクチニブ治療後の症例を対象とした臨床試験一覧

	n	アレクチニブ投与歴	奏効率	PFS中央値	文献
前向き試験					
セリチニブ	20	100%	25%	3.7	Hida T, et al. Cancer Sci 2018
ロルラチニブ	62	100%	40%	5.5	Felip E, et al. Ann Oncol 2021
ブリグチニブ	47	100%	34%	7.3	Makoto N, et al. JTO 2021
ブリグチニブ	20	80%	40%	7.0	Strichcombe TE, et al. JTO 2020
後ろ向き研究					
プラチナ/PEM	58	100%	30%	4.3	Lin JJ, et al. JTO, 2020

- ● ブリグチニブとロルラチニブの有効性に明確な差があるとは，少なくとも現時点のデータからは考えにくい。

Point 2 相対的に対応しやすい有害事象

- ● 個人的には，**ロルラチニブによる認知力の低下は生活への影響が大きいことが多く，ブリグチニブをやや優先**する。しかし実際には社会的・家族的な背景を含めて症例ごとに判断する。

② それ以外のレジメンを選ぶとき

① ロルラチニブ

Point 1 ブリグチニブの肺障害リスクを回避したい症例

- ● 低肺機能，既存肺野異常影などでは，よい選択肢となる。

② プラチナ/PEM併用

Point 1 プラチナ/PEMはALK-TKI後は効果が減弱する？

- ● *ALK*遺伝子転座陽性肺癌ではPEMの効果が高いが，ALK-TKI投与後は効果が減弱する可能性が示唆される。後ろ向き研究だが，アレクチニブ後のプラチナ/PEM併用が奏効率30%，PFS中央値4.3カ月に留まっていた。

- ● プラチナ/PEMは妥当な選択肢の1つだが，中枢神経病変への影響まで考えれば，**ALK-TKI後の2次治療ではALK-TKIがより選択しやすい。** （小澤雄一）

文献
1) Gadgeel S, et al. Ann Oncol 2018; 29: 2214-22. PMID: 30215676
2) Camidge DR, et al. J Clin Oncol 2020; 38: 3592-603. PMID: 32780660
3) Nishio M, et al. J Thorac Oncol 2021; 16: 452-63. PMID: 33248320
4) Shaw AT, et al. N Engl J Med 2020; 383: 2018-29. PMID: 33207094
5) Ng TL, et al. J Thorac Oncol 2020; 15: 1190-9. PMID: 32135189

ドライバー遺伝子変異あり
*ROS1*変異（PS良好・不良）

1次治療 Expert's Choice

クリゾチニブ

❶ なぜこのレジメンを選ぶのか

Point 1 *ROS1*変異陽性の進行・再発NSCLC（ROS1肺癌）に対して，世界で初めて米国で承認されたROS1阻害薬

- 海外第Ⅰ相試験のROS1肺癌50例の最初の解析データで，奏効率72％，PFS中央値19.2カ月であった[1]。
- 東アジア4カ国（日本，中国，韓国，台湾）で行われたROS1肺癌に対する第Ⅱ相試験の結果でも，全体127例（日本人26例を含む）で奏効率71.7％，PFS中央値15.9カ月と高い有効性が確認された[2]。
- 国内では，2017年5月に*ALK*変異陽性の進行・再発NSCLC（ALK肺癌）に続き，ROS1肺癌に対する治療薬としてクリゾチニブが適応拡大承認された。

Point 2 長期フォローデータがある

- 海外第Ⅰ相試験のROS1肺癌53例の長期フォローデータ（観察期間中央値62.6カ月）で，OS中央値51.4カ月と4年を超えており[3]，有害事象による治療中止や死亡例は報告されなかった。

Point 3 経口薬で副作用の忍容性は高い

- 投与スケジュールは，1回250mgを1日2回経口投与の連日内服で，ALK肺癌の治療と同じ用法・用量である。
- 主な副作用は，視覚障害（光視症，視力障害，霧視など），悪心・嘔吐，下痢・便秘，末梢性浮腫，味覚異常，肝機能異常（AST/ALT上昇），めまい，食欲減退，好中球減少である。
- 頻度は低いが重大な副作用として，間質性肺疾患，劇症肝炎・肝不全，不整脈（QT間隔延長，徐脈）がある。

Point 4 国内の実臨床での使用経験が豊富にある

- 2012年よりALK肺癌に使用されており，2019年に約2,000例のALK肺癌患者の安全性解析データで忍容性が確認された。
- クリゾチニブで治療を受けた国内のALK肺癌患者約2,000例に

おいては，副作用発現率は91.6%，重篤な副作用発現率は25.5%であった。

❷ それ以外のレジメンを選ぶとき

Point 1 クリゾチニブはTKIのなかで髄液移行が低いと報告されている[4]
● クリゾチニブ耐性時に**中枢神経系転移のみの増悪**を認めることがある。**髄液移行に優れた新規のTKIエヌトレクチニブ**が開発されている。

エヌトレクチニブ

Point 1 ROS1肺癌に対して承認された2種類目のROS1阻害薬
● 3つの国際共同第Ⅰ・Ⅱ相試験の統合解析では，ROS1阻害薬の前治療歴のないROS1肺癌53例で，奏効率77%，PFS中央値19.0カ月であった[5]。
● ベースラインで中枢神経系転移を有した23例では，奏効率74%，PFS中央値13.6カ月で，11例（55%）で中枢神経系転移病変の奏効（CR 4例，PR 7例）を認めた。

Point 2 経口薬で副作用の忍容性は高い
● 600mg/回を1日1回経口投与の連日内服である。
● 主な副作用は，味覚異常，めまい，便秘・下痢，疲労で，まれな重大な副作用として心臓障害（心不全，心室性期外収縮，心筋炎など），QT間隔延長，認知障害・運動失調，失神，貧血，間質性肺疾患である。
● ROS1肺癌161例を対象とした3つの国際共同第Ⅰ・Ⅱ相試験のアップデート解析では，奏効率67.1%，PFS中央値15.7カ月で，有害事象による治療変更は減量29.0%，中断30.5%，中止4.3%であった[6]。

2次治療 Expert's Choice

PEMを含むプラチナ製剤併用化学療法

❶ なぜこのレジメンを選ぶのか

Point 1 耐性二次変異に有効なROS1阻害薬は承認されていない
● クリゾチニブとエヌトレクチニブの耐性機序の1つはROS1キ

ナーゼドメインの二次変異（G2032R，D2033N，L2026Mなど）である[7]。

- レトロスペクティブ解析では，ROS1肺癌に対するPEMを含む化学療法は奏効率57.9%，PFS中央値7.5カ月で，ほかのドライバー遺伝子陽性または陰性/不明のNSCLCと同等以上の有効性であった[8]。

❷ それ以外のレジメンを選ぶとき

 Point 1 ROS1阻害薬およびプラチナ製剤併用化学療法に耐性または忍容不可のROS1肺癌に対する薬物療法は，ドライバー遺伝子異常陰性のNSCLCの2次治療以降と同様にPD-1/PD-L1阻害薬を考える

- 全身状態や臓器機能を評価したうえで，細胞傷害性抗癌薬またはPD-1/PD-L1阻害薬の治療を検討する。
- *EGFR*遺伝子変異陽性肺癌やALK肺癌ではPD-1/PD-L1阻害薬が奏効しにくいことが報告されているが，ROS1肺癌に対するPD-1/PD-L1阻害薬の有効性についての報告はほとんどない[9]。 （葉　清隆）

文献
1) Shaw AT, et al. N Engl J Med 2014; 371: 1963-71. PMID: 25264305
2) Wu YL, et al. J Clin Oncol 2018; 36: 1405-11. PMID: 29596029
3) Shaw AT, et al. Ann Oncol 2019; 30: 1121-6. PMID: 30980071
4) Costa DB, et al. J Clin Oncol 2011; 29: e443–5. PMID: 21422405
5) Drilon A, et al. Lancet Oncol 2020; 21: 261-70. PMID: 31838015
6) Dziadziuszko R, et al. J Clin Oncol 2021; 39: 1253-63. PMID: 33646820
7) Yun MR, et al. Clin Cancer Res 2020; 26: 3287-95. PMID: 32269053
8) Chen YF, et al. J Thorac Oncol 2016; 11: 1140-52. PMID: 27094798
9) Mazieres J, et al. Ann Oncol 2019; 30: 1321-8. PMID: 31125062

ドライバー遺伝子変異あり
*BRAF*変異（PS良好・不良）

1次治療 Expert's Choice

ダブラフェニブ+トラメチニブ

❶ なぜこのレジメンを選ぶのか

Point 1 ドライバー遺伝子変異*BRAF*を標的とするキナーゼ阻害薬である

- *BRAF*遺伝子変異は癌の発生原因であり，V600E変異には本レジメンの有効性が知られている。

- 細胞傷害性抗癌薬（化学療法）や免疫療法との比較試験はないが，前向き単群試験にて高い奏効割合（RR）とPFSが得られている。

Point 2 *BRAF*遺伝子変異が診断されたタイミングで使用する

- 第Ⅱ相試験において，既治療57人のRRは66.7%，PFS中央値は9.7カ月[1]，未治療36人のRRは64%，PFS中央値は10.9カ月[2]であった。いずれも一般的な細胞傷害性化学療法や免疫療法と比べてもより高い有効性が得られている。

- ドライバー遺伝子異常は可能であれば診断時にまとめて検査を実施するほうが効率がよい。既治療と未治療で効果の差は大きくないが，***BRAF*遺伝子変異がわかった時点での使用が望ましい。**

Point 3 有害事象が比較的コントロールしやすい

- 有害事象として肝障害（全Gで12.9%，G3以上は5.4%，初回投与から28日以内に50%発症，29〜56日以内に25%発症），心障害（心不全，左室機能不全，駆出率減少など。全Gで8.6%にみられ，発現中央値・範囲は232.5日・42〜804日），発熱（7日以内に8.7%，14日以内に30.4%，28日以内に63%が発症），眼障害（11.8%）が知られている。いずれも休薬・減量にてコントロールしやすい。

Point 4 内服薬で用量調整ができる

- 適正使用推進ガイドラインを参照し，用量を調整する。

Point 5 PS不良患者でも使用を検討する

● PS不良患者への効果を評価したデータは限られているが，肺癌診療ガイドラインにおいても*EGFR*や*ALK*といった遺伝子異常に対する標的治療薬の効果を外挿して治療を検討することが推奨される。

Point 6 ダブラフェニブはCYP2C8と3A4の基質であり，CYP2C9や3A4を誘導する

● CYP3A4阻害薬であるケトコナゾール，クラリスロマイシンなどはダブラフェニブの血中濃度を上昇させるおそれがある。

● CYP3A4およびCYP2C8阻害薬であるリファンピシンは，ダブラフェニブの血中濃度を低下させる可能性がある。

2次治療 Expert's Choice

細胞傷害性抗癌薬+ICI

Point 1 ほかのドライバー遺伝子変異の患者と比べて免疫療法の効果が高い

● 37人の*BRAF*遺伝子変異の患者に対するICIの効果は，CR/PR 24.3%，SD 29.7%とほかのドライバー遺伝子変異の患者と比して若干高かった[3]。

● 細胞傷害性抗癌薬や細胞傷害性抗癌薬+ICIのデータは限られているが，ICIの有効性などから併用療法が有効である可能性が高いと考える。

(後藤　悌)

文献
1) Planchard D, et al. Lancet Oncol 2016; 17: 984-93. PMID: 27283860
2) Planchard D, et al. Lancet Oncol 2017; 18: 1307-16. PMID: 28919011
3) Mazieres J, et al. Ann Oncol 2019; 30: 1321-8. PMID: 31125062

ドライバー遺伝子変異あり

MET 変異（PS良好・不良）

- *MET*はヒト第7染色体長腕（7q21-31）に位置する癌遺伝子で，MET受容体型チロシンキナーゼをコードし，肝細胞増殖因子（HGF）をリガンドとしている。

- NSCLCにおけるMETエクソン14 スキッピング変異（METex 14のスプライス部位変異）は約3〜4％で，ほかのドライバー遺伝子変異とは排他的で，性差や喫煙歴との関係はなく，高齢者の腺癌，肉腫様癌で頻度が高い。

1次治療 Expert's Choice

> テポチニブ

❶ なぜこのレジメンを選ぶのか

Point 1 コンパニオン診断薬の規制のため，制限がある

- METエクソン14 スキッピング変異は，NSCLCにおける重要なドライバー遺伝子変異として同定されており，臨床試験においてMET-TKIの効果を認めている。そのためベースライン時よりスクリーニングすることが重要である。

- METエクソン14 スキッピングの検出方法として**ArcherMET**と**FoundationOne® CDx（F1CDx）**の2種類が保険適用となっている。F1CDxは包括的がんゲノムプロファイリング検査であり，検査費用と診療報酬との間に大きな差が生じる可能性があり，実臨床での使用は困難である。ArcherMETでは，ほかのシングルプレックスを使用すると，F1CDxと同様に検査費用と診療報酬との間に大きな差が生じる。

- 効率的にスクリーニングするために，オンコマインDxTTで遺伝子検査を行い，METエクソン14 スキッピング陽性症例にのみArcherMETを行う工夫が必要である。ただ，検査結果の判明までに時間を要する可能性があり，Oncomineでは約3割で擬陽性を認める[1]。

- わが国ではMETエクソン14 スキッピング陽性の切除不能な進行・再発NSCLCの治療薬としてテポチニブとカプマチニブが

承認されているが，それぞれのコンパニオン診断薬は別で，テポチニブはArcherMET，カプマチニブはF1CDxである。

Point 2 高い奏効が示されている経口MET阻害薬で，頭蓋内病変への効果も示されている

- METに対して高い選択性を有する経口MET阻害薬であり，世界に先駆けてわが国で承認された。
- 有効性および安全性を検討したVISION試験（第Ⅱ相試験）[2]において，METエクソン14スキッピング変異を有する未治療の進行・再発NSCLC患者の奏効率は44.9%，PFS中央値は8.5カ月，OS中央値は17.6カ月であった[3]。
- 頭蓋内病変に対する効果も示されており，15人（12人は放射線治療歴あり）のうち，13人が頭蓋内病勢制御を認め，また測定可能頭蓋内病変を有する患者7人のうち5人が頭蓋内部分奏効を示した。
- 一方，同対象におけるカプマチニブの奏効率は67.9%，PFS中央値は12.4カ月，OS中央値は20.8カ月であった（GEOMETRY mono-1試験：第Ⅱ相試験）[4]。

Point 3 体液貯留を特徴とする有害事象には注意が必要である

- 末梢性浮腫（53%），悪心（23%），下痢（20%），クレアチニン増加（13%），低アルブミン血症（10%）であった。
- 重大な副作用としては体液貯留（61%），腎機能障害（20%），肝機能障害（13%），間質性肺疾患（3.8%）であった。
- G3以上の治療関連有害事象（TRAE）が25%に認められ，それによる治療中止率は11%であった。
- カプマチニブにおいてもテポチニブと同様の有害事象プロファイリングであった。具体的な管理を表1に記載する。それでも

表1 副作用の管理

有害事象	管理
末梢性浮腫	早期発見が重要。運動量アップや四肢の挙上，弾性ストッキングを検討する。また利尿薬を併用する
悪心	十分な水分補給を行い，脱水症状をモニタリングする。5-HT$_3$拮抗薬による前投薬を検討する。あるいは標準的な制吐薬を使用する
間質性肺疾患	呼吸困難，咳，発熱などをモニタリングする。疑われた場合は治療を中断し，重篤な場合はステロイドの投薬を開始する
肝機能・腎機能障害	治療開始後2～3カ月は隔週での評価を行う

対応できない際には用量の変更や中断または完全に中止を検討する（**表2**）。

表2 減量方法（テポチニブ®添付文書より引用）

減量レベル	投与量
通常投与量	500mg　1日1回
1段階減量	250mg　1日1回
2段階減量	投与中止

② それ以外のレジメンを選ぶとき

Point 1 ランダム化比較試験が存在しない

- MET-TKIは第Ⅱ相試験の結果をもって承認されたため，ドライバー遺伝子変異陰性症例で使用するPD-1/PD-L1阻害薬や細胞傷害性抗癌薬との併用療法を検討する。
- 共存変異がMET-TKIに対する一次耐性をもたらすこともあり，薬剤の効果が低い可能性も示唆されている。今後のさらなる開発が待たれる。

2次治療以降　Expert's Choice

テポチニブもしくはカプマチニブ

- 1次治療でテポチニブを使用していない場合はテポチニブ，あるいはF1CDxでの検査を行った症例に対してカプマチニブの使用を検討する。
- PD-1/PD-L1阻害薬後にMET-TKIを使用すると，毒性が増加することが示唆されており，慎重なモニタリングが必要である。

（竹安優貴）

文献

1) Teishikata T, et al. J Thorac Oncol 2021; 16: 2133-8. PMID: 34419686
2) Paik PK, et al. N Engl J Med 2020; 383: 931-43. PMID: 32469185
3) Le X, et al. Clin Cancer Res 2021 (in press). PMID: 34789481
4) Wolf J, et al. N Engl J Med 2020; 383: 944-57. PMID: 32877583

3 非小細胞肺癌 非扁平上皮癌（Ⅳ期）

ドライバー遺伝子変異なし
PD-L1≧50%（PS良好）

1次治療　Expert's Choice

ICI単剤（ペムブロリズマブ/アテゾリズマブ）

❶ なぜこのレジメンを選ぶのか

Point 1 ペムブロリズマブ単剤は細胞傷害性抗癌薬よりもPFS・OSを延長する（KEYNOTE-024試験）[1]

- *EGFR*遺伝子変異や*ALK*融合遺伝子のないPD-L1≧50%のPS良好な進行NSCLCでは，ペムブロリズマブ単剤がプラチナ製剤併用療法と比較して有意にPFS（7.7カ月 vs. 5.5カ月）とOS（26.3カ月 vs. 13.4カ月）を延長しており，この集団においてICIはkey drugである。
- 長期効果として，化学療法群の5年生存率16.3%に対して，ペムブロリズマブ単剤31.9%と非常に良好な成績であった[2]。
- 後方視的観察研究ではあるが，この集団のなかでも特にPD-L1≧90%では，PFS・OSともに有意に優れていた[3]ため，より積極的にICI単剤での治療を検討する。

Point 2 アテゾリズマブ単剤も選択肢となる（IMpower110試験）

- PD-L1高発現（TC3ないしはIC3）において，プラチナ製剤併用療法と比較して有意にOSを延長した（20.2カ月 vs. 13.1カ月）[4]。
- なお，本試験はSP142抗体を用いた免疫染色によるPD-L1の4段階評価であり，ペムブロリズマブで用いられる22C3抗体による評価とは厳密には異なることに注意が必要である。

Point 3 ICI＋プラチナ製剤併用療法はICI単剤よりも有害事象が多い

- ICI＋プラチナ製剤併用療法は，プラチナ製剤併用療法単独と比較し，PD-L1の発現にかかわらず有意に生存期間を改善することが複数の第Ⅲ相試験で示されている[5,6]。
- ペムブロリズマブ＋プラチナ製剤併用療法の効果を検討したKEYNOTE-189試験では，PD-L1≧50%のサブグループ解析でもプラチナ製剤の上乗せ効果が証明され，標準治療の1つといえる。

- 一方で，PD-L1≧50%のみを対象として有効性を検証した第Ⅲ相試験は行われておらず，この点においてKEYNOTE-024試験のペムブロリズマブ単剤療法よりもエビデンスの面で劣る。
- 有害事象についてもICI単剤に比べて高い傾向にある。
- ICI単剤とICI＋細胞傷害性抗癌薬のレジメンを直接比較したデータは乏しいが，われわれとしては有害事象が少ないICI単剤での治療を提案する。

Point 4 ICI＋ICIは積極的な選択肢として挙げにくい

- 進行NSCLC 1次治療としてICI＋ICI（PD-1阻害薬＋抗CTLA-4抗体：ニボルマブ＋イピリムマブ）の有用性を示したCheckMate227試験では，PD-L1≧50%のサブグループ解析でもプラチナ製剤併用療法と比較して有意にPFS・OSを改善した。
- 治療選択肢の1つといえる[7]が，ICI単剤との直接的な比較はないため，効果の面において優劣をつけることができない。また，有害事象については明らかにICI＋ICIで増加している。
- PD-L1≧50%NSCLCを対象としたICI＋ICI（抗PD-L1抗体＋抗CTLA-4抗体：ペムブロリズマブ＋イピリムマブ）の有効性を検討したKEYNOTE-589試験では，ペムブロリズマブ単独と比較して優越性を示すことができていない[8]。

❷ それ以外のレジメンを選ぶとき

ICI＋プラチナ製剤併用療法

Point 1 進行が早く1次治療が外せないとき

- 既述のように，ICI＋プラチナ製剤併用療法は治療選択肢の1つである。病勢の進行が早く1次治療無効時に次治療への移行が困難と予想される場合は，より高い奏効率を期待して選択する。

Point 2 肝転移合併しているとき

- 肝転移により腫瘍特異性CD8＋T細胞の喪失が誘導され，ICIの効果が不良とされる[9]。
- IMpower150試験では，肝転移をもつサブグループ解析で**アテゾリズマブ＋ベバシズマブ＋プラチナ併用化学療法**の有効性が示されている[6]。また，KEYNOTE-189事後解析でも**ペムブロリズマブ＋プラチナ併用化学療法**の有効性が確認されている[10]。

細胞傷害性抗癌薬

- 本集団においてはICIを用いたレジメンでの治療が重要であるが，なんらかの理由で使用できない場合に検討する。

Point 1 間質性肺炎を合併している場合

- UIP（usual interstitial pneumonia）パターンや，ある程度進行している場合のICIのリスク・有効性は不明であるため，1次治療として細胞傷害性抗癌薬を検討する。

（松浦宏昌，市原英基）

文献
1) Reck M, et al. N Engl J Med 2016; 375: 1823-33. PMID: 27718847
2) Reck M, et al. J Clin Oncol 2021; 39: 2339-49. PMID: 33872070
3) Aguilar EJ, et al. Ann Oncol 2019; 30: 1653-9. PMID: 31435660
4) Herbst RS, et al. N Engl J Med 2020; 383: 1328-39. PMID: 32997907
5) Gandhi L, et al. N Engl J Med 2018; 378: 2078-92. PMID: 29658856
6) Socinski MA, et al. N Engl J Med 2018; 378: 2288-301. PMID: 29863955
7) Hallman MD, et al. N Engl J Med 2019; 381: 2020-31. PMID: 31562796
8) Boyer M, et al. J Clin Oncol 2021; 39: 2327-38. PMID: 33513313
9) Yu J, et al. Nat Med 2021; 27: 152-64. PMID: 33398162
10) Gadgeel S, et al. J Clin Oncol 2020; 38: 1505-17. PMID: 32150489

ドライバー遺伝子変異なし
PD-L1≧50%（PS不良）

1次治療　Expert's Choice

ICI単剤（ペムブロリズマブ単剤）（ただしPS 2に限る）

❶ なぜこのレジメンを選ぶのか

Point 1 PS 2症例に対する細胞傷害性抗癌薬のエビデンスは十分でない

● ICI登場前はこの集団に対する1次治療の選択肢は細胞傷害性抗癌薬のみだったが，生存期間延長を示した十分なエビデンスはなく，第Ⅲ相試験の生存カーブをみても2年を超える長期奏効例がほとんど認められていない[1]。

Point 2 PS良好例でICIの長期奏効効果が示されている

● PS良好（0～1）であればICIをベースとし，状況に応じてICI＋細胞傷害性抗癌薬あるいはICI＋ICIが用いられる。治癒の可能性もある長期生存が期待でき，KEYNOTE-024ではペムブロリズマブ単剤の5年生存率は31.9%であった[2]。

Point 3 PS 2症例でも長期奏効効果が期待される

● 細胞傷害性抗癌薬と同様，ICIのPS不良例に対する有効性・安全性に関するエビデンスは乏しいが，いくつか有望な報告もある。

● 未治療・既治療を含めた第Ⅱ相試験のサブグループ解析において，ペムブロリズマブ単剤はPFS 12.6カ月，OS 14.6カ月を示した[3]。著者らの多施設後ろ向き解析では，一部の症例ではあるが20カ月以上の病勢コントロールを得ていた[4]。

Point 4 PS 3/4の症例にはBSCが望ましい

● PD-L1≧50%であってもペムブロリズマブを含むICIの投与は推奨しない。著者らの行った後ろ向き解析では長期奏効を認めず，OS中央値も3カ月未満と不良であった[4]。

Point 5 ICI＋細胞傷害性抗癌薬あるいはICI＋ICIは推奨しない

● PD-L1の発現にかかわらずPS良好なドライバー遺伝子陰性NSCLCの1次治療の選択肢であるが，PS不良例においてのエビデンスはなく，ICI単剤と比べて明らかに有害事象が増加することから現時点では推奨されない。

❷ それ以外のレジメンを選ぶとき

細胞傷害性抗癌薬（ただしPS 2に限る）

Point 1 有効性が複数のサブグループ解析で示されている

● 本集団においてBSCと比較して生存期間の延長を示した臨床試験はない。第三世代細胞傷害性抗癌薬単剤とBSCの比較を行った複数の第Ⅲ相試験でPS 2症例が含まれ，生存期間を延長する傾向が示されている[5]。このため，エビデンスの強さにおいてはペムブロリズマブ単剤を上回るといえる。

Point 2 プラチナ併用療法がより良好な可能性がある

● PS 2のNSCLCを対象に，PEM単剤とCBDCA＋PEM併用療法を比較した第Ⅲ相試験で，併用療法で生存期間が有意に長かった[1]が，有意に毒性も高く，治療関連死も約4%に認めている点に注意が必要である。

Point 3 中等量以上のステロイドや免疫抑制薬を使用しているとき

● ICIの作用機序から考えて，治療効果が乏しくなり，逆に免疫抑制を要する基礎疾患を悪化させる可能性があるため，ICI以外の選択肢を検討する。

Point 4 間質性肺疾患を合併しているとき

● PSの良・不良にかかわらず，がん薬物治療の意義を示すデータに乏しい。有効性・安全性のデータはほとんどなく，高いリスクも考慮すると，適応にはかなり慎重になることが望ましい。

● ICIは少数例の介入研究があるだけで，いまだ有効性・安全性は明らかでない。

● 細胞傷害性抗癌薬は，近年，適切な症例選択の下に行うことで，非合併例と同等の効果を示す可能性が報告されている[6]。

Point 5 PS 3/4には推奨しない

● 通常適応外であり，有効性に関するデータも乏しい。有害事象がより強く発現する可能性が高く，リスク・ベネフィットのバランスからも推奨できない。

（市原英基）

文献
1) Zukin M, et al. J Clin Oncol 2013; 31: 2849-53. PMID: 23775961
2) Reck M, et al. J Clin Oncol 2021; 39: 2339-49. PMID: 33872070
3) Middleton G, et al. Lancet Respir Med 2020; 8: 895-904. PMID: 32199466
4) Kano H, et al. Cancer Sci 2020; 111: 3739-46. PMID: 32726470
5) Gridelli C, et al. Ann Oncol 2004; 15: 419-26. PMID: 14998843
6) Kenmotsu H, et al. Cancer Sci 2019; 110: 3738-45. PMID: 31608537

ドライバー遺伝子変異なし
PD-L1 1～49%（PS良好）

1次治療　Expert's Choice

化学療法＋ICI（PD-1/PD-L1阻害薬）

❶ なぜこのレジメンを選ぶのか

Point 1 化学療法に比べて，化学療法＋ICIがPFS・OSを延長する

- KEYNOTE189試験[1]・IMpower150試験[2]・IMpower130試験[3]において，プラチナ製剤併用療法＋ICIがPFS・OSを有意に延長した。
- KEYNOTE189試験のPD-L1 1～49%，IMpower150試験・IMpower130試験のPD-L1低発現および発現のない患者のサブグループ解析でも，ICIの上乗せ効果が認められた。

Point 2 ペムブロリズマブ単剤の有効性が十分ではない

- PD-L1 1%以上を対象に行われたKEYNOTE-042試験のサブグループ解析では，PD-L1 TPS 1～49%の集団においてOSはHR 0.92（13.4カ月 vs. 12.1カ月，95%CI 0.77-1.11）であった[4]。ペムブロリズマブ単剤とプラチナ製剤併用療法群の生存曲線はクロスしており，また，PFSは報告されていない。

❷ それ以外のレジメンを選ぶとき

Point 1 化学療法＋ICIで長期奏効が得られる患者は必ずしも多くない

- KEYNOTE189試験のPD-L1 1～49%の集団のサブグループ解析によると，ペムブロリズマブ＋プラチナ製剤併用療法の3年OSは28.3%（PD-L1≧50%の集団では43.7%）である。ICIの最大の魅力である長期奏効が得られる患者は必ずしも多くない。

Point 2 高齢者ではICIの上乗せ効果が低い

- KEYNOTE189試験の75歳以上でのサブグループ解析ではプラチナ製剤併用療法へのペムブロリズマブの上乗せ効果は低かった。
- 同様の傾向がIMpower150試験，CheckMate-9LA試験[5]でも認められ，高齢者におけるICIの上乗せ効果は低い可能性が示唆される。

Point 3 臓器機能が悪く，化学療法が投与できないケースもある

● 非扁平上皮癌で用いられる化学療法のレジメンはプラチナ製剤＋PEMが中心となる。PEMは腎機能障害を有する患者では投与できないので注意が必要である。

① ニボルマブ＋イピリムマブ

Point 1 イピリムマブ追加で長期生存の患者が増える可能性がある

● CTLA-4阻害薬（イピリムマブ）を追加することでPD-L1陰性や低発現の患者でも長期奏効が持続する可能性がある。

● CheckMate227試験ではPD-L1≧1%以上の集団，PD-L1陰性集団における3年OSは33%，34%，4年OSは29%，24%と，PD-L1発現によらず長期生存の可能性が示された[6]。

● 有効性は組織型によらないが，PD-L1 1～49%の集団におけるOSのデータは示されていない。

Point 2 irAEの頻度は高くなる

● CheckMate227試験では皮膚毒性が34.0%，内分泌障害が23.8%，胃腸毒性が18.2%，肝毒性が15.8%であった。ICI単剤や化学療法＋ICI 1剤の場合と比して頻度が高い[7]。

Point 3 増悪例の割合がやや高い

● CheckMate227試験ではPD-L1≧1%以上の集団，PD-L1陰性集団における奏効割合は35.9%，27.3%，PDの割合は22.7%，24.1%で，病勢制御が得られない割合がやや多い[7]。

② CBDCA（CDDP）＋PEM＋ニボルマブ＋イピリムマブ

Point 1 イピリムマブ追加で長期生存の患者が増える可能性がある

● CheckMate-9LA試験では，PD-L1≧1%以上の集団，PD-L1陰性集団における2年OSは41%，37%であった[8]。観察期間がまだまだ短いものの，カプラン・マイヤー曲線は，CheckMate227試験と同様の長期生存を期待させるものとなっている。

● 組織型によらず有効性が期待できる点，PD-L1 1～49%の集団におけるOSのデータが示されていない点もCheckMate227試験と同様である。

Point 2 irAEの頻度は高くなる

● CheckMate-9LA試験では皮膚毒性が37.7%，内分泌障害が24.0%，胃腸毒性が22.3%，肝毒性が13.4%であった。Check

Mate227試験と同様，ICI単剤や化学療法＋ICI 1剤と比して頻度が高くなっている[5]。

Point 3 プラチナ製剤併用療法の追加により，ニボルマブ＋イピリムマブ例でみられた増悪例の割合が低く抑えられる

● CheckMate-9LA試験ではPD-L1 1〜49%以上の集団，PD-L1陰性集団における奏効割合は39%，31%であった。PDの割合は10.2%，8.1%で，CheckMate227試験にみられた病勢制御が得られない割合が低く抑えられており，使用しやすい[5]。

③ CBDCA＋PEM

Point 1 75歳以上の高齢者において高い有効性・安全性を示している

● 75歳以上を対象とした国内第Ⅲ相試験（JCOG1210/ WJOG7813L試験）で，CBDCA＋PEM（PEM維持療法あり）とDTXが比較され，主要評価項目であるOSでDTXに対する非劣性が示された（優越性は証明されなかった）[9]。

● PFSはDTXを有意に上回り，発熱性好中球減少症の頻度もDTXより低く，治療関連死の頻度も1%以下と高い安全性が示された。

● 上述のように，KEYNOTE189試験の75歳以上のサブグループ解析ではプラチナ製剤併用療法へのペムブロリズマブの上乗せ効果は低く，選択肢の1つとなる。

④ ペムブロリズマブ単剤

● PD-L1 1%以上を対象としてプラチナ製剤併用療法と比較したKEYNOTE-042試験において，PD-L1 1〜49%のサブグループ解析でOSはHR 0.92（13.4カ月 vs. 12.1カ月，95%CI 0.77-1.11）であり，その生存曲線はクロスしていた。PD-L1 TPS 1〜49%のPFSは報告されていない[4]。

● プラチナ製剤併用療法が臓器機能の問題などから投与できない症例では選択肢となる。

DTX+ラムシルマブ

 なぜこのレジメンを選ぶのか

Point 1 OS・PFS・奏効割合ともラムシルマブの上乗せ効果あり

● プラチナ製剤併用療法後に増悪したNSCLCを対象とした
REVEL試験において，DTX療法と比較し，主要評価項目で
あるOSだけでなく，PFS，奏効割合も有意に良好であった[10]。

 それ以外のレジメンを選ぶとき

Point 1 発熱性好中球減少をはじめとした毒性が強い

● REVEL試験ではG3/4の好中球減少，発熱性好中球減少，全
Gの血小板減少，口内炎がより高頻度であった[10]。

● 国内で行われたJVCG試験においても発熱性好中球減少が34%
に出現したと報告されており，その管理には注意を要する[11]。

Point 2 高齢者に対する有効性・安全性は不明である

● REVEL試験での75歳以上の集団におけるデータは不明であり，
JVCG試験でも75歳以上は10例と少数であった。75歳以上の
高齢者に対する安全性や有効性のデータは十分ではない。

Point 3 ベバシズマブと同様，出血リスクの高い症例では投与を控える

● ラムシルマブも肺出血のリスク因子を有する患者(胸部におけ
る腫瘍の主要血管への浸潤や腫瘍内空洞化を認める患者，喀
血の既往歴のある患者など)では投与を控える。

● 以下のレジメンは，プラチナ製剤既治療例に対して有効性が
示されている

① ICI単剤(ニボルマブ，ペムブロリズマブ，アテゾリズマブ)

Point 1 DTXをOSで上回る

● ニボルマブ(CheckMate057試験[12]，CheckMate078試験[13])，
ペムブロリズマブ(KEYNOTE010試験[14])，アテゾリズマブ
(OAK試験[15])でDTXに比してOSを有意に延長した。G3以上
の有害事象の頻度も低く，1次治療でICIを使っていなければ
第一選択となる。

② DTX単剤

2つの第Ⅲ相試験で有効性が示されている

- TAX320試験でVNRもしくはIFMと比較し、奏効割合、26週PFS、1年OSで有意な改善を認めた[16]。また、緩和医療と比較した試験においてもOSおよびQOLの改善を示した[17]。
- ラムシルマブが併用しにくい症例で標準治療として考慮される。

③ nab-PTX単剤

国内第Ⅲ相試験においてOSでDTXに対する非劣性が示されている

- J-AXEL試験においてDTX単剤と比較され、主要評価項目であるOSにおいて非劣性が示された。また、奏効割合やPFSはnab-PTX群で良好であった[18]。
- 発熱性好中球減少はDTX群で、末梢神経障害はnab-PTX群で多かった。DTX（＋ラムシルマブ）による骨髄抑制が懸念される患者で選択肢となる。

④ S-1単剤

第Ⅲ相試験においてOSでDTXに対する非劣性が示されている

- わが国を含むアジアで行われたEAST-LC試験においてDTX単剤と比較され、主要評価項目であるOSにおいて非劣性が示された[19]。
- 発熱性好中球減少やG3以上の好中球減少の頻度はDTX群で高く、下痢や口腔粘膜障害の頻度はS-1群で高かったがG3以上の頻度は低く忍容性は良好であった。よってDTX（＋ラムシルマブ）による骨髄抑制が懸念される患者では選択肢となる。

（中原善朗）

文献
1) Gandhi L, et al. N Engl J Med 2018; 378: 2078-92. PMID: 29658856
2) Socinski MA, et al. N Engl J Med 2018; 378: 2288-301. PMID: 29863955
3) West H, et al. Lancet Oncol 2019; 20: 924-37. PMID: 31122901
4) Mok TSK, et al. Lancet 2019; 393: 1819-30.PMID: 30955977
5) Paz-Ares L, et al. Lancet Oncol 2021; 22: 198-211. PMID: 33476593
6) Paz-Ares LG, et al. J Thorac Oncol 2022; 17: 289-308. PMID: 34648948
7) Hellmann MD, et al. N Engl J Med 2019; 381: 2020-31. PMID: 31562796
8) Reck M, et al. ESMO Open 2021; 6: 100345. PMID: 34864501
9) Okamoto I, et al. JAMA Oncol 2020; 6: e196828. PMID: 32163097

10) Garon EB, et al. Lancet 2014; 384: 665-73. PMID: 24933332
11) Yoh K, et al. Lung Cancer 2016; 99: 186-93. PMID: 27565938
12) Borghaei H, et al. N Engl J Med 2015; 373: 1627-39. PMID: 26412456
13) Wu YL, et al. J Thorac Oncol 2019; 14: 867-75. PMID: 30659987
14) Herbst RS, et al. Lancet 2016; 387: 1540-50. PMID: 26712084
15) Rittmeyer A, et al. Lancet 2017; 389: 255-65. PMID: 27979383
16) Fossella FV, et al. J Clin Oncol 2000; 18: 2354-62. PMID: 10856094
17) Shepherd FA, et al. J Clin Oncol 2000; 18: 2095-103. PMID: 10811675
18) Yoneshima Y, et al. J Thorac Oncol 2021; 16:1523-32. PMID: 33915251
19) Nokihara H, et al. Ann Oncol 2017; 28: 2698-706. PMID: 29045553

ドライバー遺伝子変異なし
PD-L1 1～49%（PS不良）

- ドライバー遺伝子変異のないNSCLCにおけるがん薬物療法の適応はPS 0～2と考えられるため，PS 2について解説する。

1次治療　Expert's Choice

CBDCA+PEM

❶ なぜこのレジメンを選ぶのか

Point 1 ランダム化第Ⅲ相比較試験にて有効性が示されている

- PS 2症例を対象としたPEM単剤との第Ⅲ相比較試験で，併用療法でPFS（5.8カ月 vs. 2.8カ月，HR 0.46，95%CI 0.35-0.63，p＜0.001）およびOS（9.3カ月 vs. 5.3カ月，HR 0.62，95%CI 0.46-0.83，p＝0.001）の有意な延長が示された[1]。

Point 2 プラチナ製剤併用療法へのICI上乗せの意義は現時点で不明である

- ICI＋プラチナ製剤併用療法の治験であるKEYNOTE189試験[2]・IMpower150試験[3]・IMpower130試験[4]の対象患者はPS 0，1のみで，PS 2は含まれていない。
- よってPS 2患者に対し，1次治療でプラチナ製剤併用療法にICIを上乗せした場合の臨床成績および安全性は不明である。

❷ それ以外のレジメンを選ぶとき

Point 1 腎機能障害を有する症例ではPEMが投与できない

- このため，ほかの治療薬を検討する必要がある。

① DTX単剤

Point 1 緩和治療に比して生存率の改善が示されている

- 第三世代細胞傷害性抗癌薬（DTX，PTX，VNR，GEM）の単剤療法と緩和治療を比較した，PS 2の症例を約30%含むメタアナリシスにおいて，1年OSにおいて7%の改善が示された[5]。
- 第三世代細胞傷害性抗癌薬（VNR，PTX，GEM）の単剤療法と緩和治療の比較試験のPS 2のサブグループ解析の結果では，

いずれもOSが延長する傾向が示された[6]。

Point 2
第三世代細胞傷害性抗癌薬の単剤療法のなかで成績が良好である

● PS 2を対象とした試験ではないものの，国内における高齢者を対象とした第Ⅲ相試験において，VNR単剤と比較し，PFS（5.5カ月 vs. 3.1カ月，HR 0.61, 95%CI 0.45-0.82, p<0.001）で有意な延長を認めた。OSも有意差は認めなかったものの（14.3カ月 vs. 9.9カ月，HR 0.78, 95%CI 0.56-1.09, p=0.138）良好な成績であり[7]，第一選択としている。

② ペムブロリズマブ単剤

Point 1
KEYNOTE-042試験のPD-L1 1～49%のサブグループ解析でOSがプラチナ製剤併用療法と同等の成績を示した

● PD-L1 1%以上に対し，プラチナ製剤併用療法と比較したKEYNOTE-042試験において，PD-L1 1～49%のサブグループ解析でOSはHR 0.92（13.4カ月 vs. 12.1カ月，95%CI 0.77-1.11）で，その生存曲線はクロスしていた。なお，PD-L1 TPS 1～49%のPFSは報告されていない[8]。

● この結果から，**プラチナ製剤併用療法が臓器機能の問題などから投与できない症例では選択肢となる**。なお，本試験はPS 0～1の患者のみが組み入れられていた。

Point 2
ICI単剤の安全性はPS 2とPS 0，1で変わらないと考えられる

● 1次治療耐性もしくは進行後に対するニボルマブ単剤の前向き観察研究（CheckMate153試験）では，PS 2の症例でG3以上の毒性は全体集団と比較し増加しないと示された（12% vs. 12%）[9]。

● 海外で行われたPS 2の症例60例に対するペムブロリズマブ単剤の第Ⅱ相試験（PePS2試験）は，1次治療例を24例（40%）含んでいたが，効果および安全性ともPS 0, 1と同等の成績であった[10]。

● PS 2と高齢者を含んだ既治療進行肺扁平上皮癌患者を対象としたニボルマブ単剤の第Ⅱ相試験（CheckMate171試験）において811例中103例がPS 2の患者で，OS中央値は全体集団に比べて短い傾向であるものの，毒性は変わらなかった[11]。

ニボルマブ/ペムブロリズマブ/アテゾリズマブ単剤

❶ なぜこのレジメンを選ぶのか

 Point 1 プラチナ製剤併用療法後の増悪例に対し，第Ⅲ相試験でDTXをOSで上回った

- ニボルマブ(CheckMate057試験[12]，CheckMate078試験[13])，ペムブロリズマブ(KEYNOTE010試験[14])，アテゾリズマブ(OAK試験[15])がDTXに比してOSを有意に延長した。
- G3以上の有害事象の頻度も少なく，**1次治療でICIを使っていなければ第一選択**となる。

Point 2 ICI単剤の安全性はPS 2とPS 0，1で変わらないと考えられる

❷ それ以外のレジメンを選ぶとき

① DTX単剤

 Point 1 プラチナ製剤併用療法後の増悪例に対し，PS 0〜2の症例を含む2つの第Ⅲ相試験で有効性が示され，標準治療と考えられる

- TAX320試験でVNRもしくはIFMと比較し，奏効割合，26週PFS，1年OSで有意な改善を認めた[16]。
- 緩和治療と比較した試験でも，OSおよびQOLの改善を示した[17]。

Point 2 ラムシルマブはPS 2の集団における安全性について十分なデータがない

- DTX＋ラムシルマブ療法を検討したREVEL試験，JVCG試験はいずれもPS 0，1を対象としている[18, 19]。
- ラムシルマブの上乗せで発熱性好中球減少症の頻度が増えることが知られ，PS 2の症例においては毒性の増強が懸念される。

② PEM単剤

 Point 1 PS 0〜2の症例を含む2次治療の第Ⅲ相試験で有効性が示された

- 2次治療におけるPEMとDTXを比較する第Ⅲ相試験(JMEI試験)が行われ，主要評価項目であるOSで非劣性は証明されな

3
非小細胞肺癌　非扁平上皮癌(Ⅳ期)

かったものの，同等の効果（HR 0.99，95％CI 0.80-1.20，p＝0.226）が報告され，血液毒性や脱毛の発現頻度がPEM群で少なかった[20]。

- この試験を組織型別に後方視的に解析した結果，OSは非扁平上皮癌でそれぞれ9.3カ月と8.0カ月（HR 0.78，95％CI 0.61-1.00，p＝0.047）とPEM群が有意に良好であった[21]。
- 1次治療でPEMを使用していなければ選択肢となる。

③ S-1単剤

Point 1 プラチナ製剤併用療法後の増悪例に対して行われた，PS 0～2症例を含む第Ⅲ相試験においてOSでDTXとの非劣性が示された

- わが国を含むアジアで行われたEAST-LC試験において，プラチナ製剤併用療法後の増悪例に対して，DTX単剤と比較され，主要評価項目であるOSにおいてS-1単剤の非劣性が示された[22]。
- 毒性に関しては，発熱性好中球減少やG3以上の好中球減少の頻度はDTX群で高く，下痢や口腔粘膜障害の頻度はS-1群で高かったが，G3以上の頻度は低く忍容性は良好であった[22]。
- DTXによる骨髄抑制が懸念される患者では選択肢となる。

（中原善朗）

文献
1) Zukin M, et al. J Clin Oncol 2013; 31: 2849-53. PMID: 23775961
2) Gandhi L, et al. N Engl J Med 2018; 378: 2078-92. PMID: 29658856
3) Socinski MA, et al. N Engl J Med 2018; 378: 2288-301. PMID: 29863955
4) West H, et al. Lancet Oncol 2019; 20: 924-37. PMID: 31122901
5) Baggstrom MQ, et al. J Thorac Oncol 2007; 2: 845-53. PMID: 17805063
6) Gridelli C, et al. Ann Oncol 2004; 15: 419-26. PMID: 14998843
7) Kudoh S, et al. J Clin Oncol 2006; 24: 3657-63. PMID: 16877734
8) Mok TSK, et al. Lancet 2019; 393: 1819-30.PMID: 30955977
9) Spigel DR, et al. J Thorac Oncol 2019; 14: 1628-39. PMID: 31121324
10) Middleton G, et al. Lancet Respir Med 2020; 8: 895-904. PMID: 32199466
11) Felip E, et al. Eur J Cancer 2020; 127: 160-72. PMID: 32028209
12) Borghaei H,et al. N Engl J Med 2015; 373: 1627-39. PMID: 26412456
13) Wu YL, et al. J Thorac Oncol 2019; 14: 867-75. PMID: 30659987
14) Herbst RS, et al. Lancet 2016; 387: 1540-50. PMID: 26712084
15) Rittmeyer A, et al. Lancet 2017; 389: 255-65. PMID: 27979383
16) Fossella FV, et al. J Clin Oncol 2000; 18: 2354-62. PMID: 10856094
17) Shepherd FA, et al. J Clin Oncol 2000; 18: 2095-103. PMID: 10811675
18) Garon EB, et al. Lancet 2014; 384: 665-73. PMID: 24933332
19) Yoh K, et al. Lung Cancer 2016; 99: 186-93. PMID: 27565938
20) Hanna N, et al. J Clin Oncol 2004; 22: 1589-97. PMID: 15117980
21) Scagliotti G, et al. Oncologist 2009; 14: 253-63. PMID: 19221167
22) Nokihara H, et al. Ann Oncol 2017; 28: 2698-706. PMID: 29045553

ドライバー遺伝子変異なし
PD-L1＜1％（PS良好）

1次治療 Expert's Choice

CDDP/CBDCA＋PEM＋ニボルマブ＋イピリムマブ
CDDP/CBDCA＋PEM＋ペムブロリズマブ
CBDCA＋PTX＋ベバシズマブ＋アテゾリズマブ
CBDCA＋nab-PTX＋アテゾリズマブ

❶ なぜこのレジメンを選ぶのか

Point 1 OSの有意な延長が見込めるが，各レジメンを直接比較した試験はなく，患者ごとに慎重な選択が必要である（表）

● *EGFR*（−）/*ALK*（−），PS 0〜1のNSCLC患者を対象とし，2サイクルのプラチナ製剤併用療法（非扁平上皮癌ではCBDCA/CDDP＋PEM）にニボルマブ＋イピリムマブ併用の有効性を評価した第Ⅲ相試験（CheckMate9LA試験[1]）が行われ，主要評価項目OSを有意に延長した［14.1カ月 vs. 10.3カ月，HR 0.69（0.55-0.87）］。PD-L1 TPS別のサブグループ解析におけるOSのHRは，PD-L1 TPS 1％未満で0.65であり，良好な結果を認めた。

● *EGFR*（−）/*ALK*（−），PS 0〜1の非扁平上皮NSCLC患者を対象に，プラチナ製剤（CDDP/CBDCA）＋PEMにペムブロリズマブ併用の有効性を評価した第Ⅲ相試験（KEYNOTE-189試験[2]）において，主要評価項目であるOSは未到達 vs. 11.3カ月，HR 0.49（0.38-0.64）（最終解析では22.0カ月 vs. 10.7カ月，HR 0.56），PFSは8.8カ月 vs. 4.9カ月，HR 0.52（0.43-0.64）であり，有意に延長した。サブグループ解析ではPD-L1 TPS 1％未満の患者においてもOSのHR 0.59（0.38-0.92）であり良好な結果であった。

● PS 0〜1の非扁平上皮NSCLC患者を対象とし，CBDCA＋PTX＋アテゾリズマブ，CBDCA＋PTX＋ベバシズマブ＋アテゾリズマブ（B群）と，CBDCA＋PTX＋ベバシズマブ（C群）を比較する第Ⅲ相試験（IMpower150試験[3]）が行われ，C群に対するB群は，主要評価項目である*EGFR*（−）/*ALK*（−）の患者の

OSとPFSは、19.2カ月 vs. 14.7カ月、HR 0.78(0.64-0.96)、PFS
は8.3カ月 vs. 6.8カ月、HR 0.62(0.52-0.74)と有意に延長した。
PD-L1発現別のサブグループ解析において、PD-L1が低発現
および陰性症例のOSはHR 0.82(0.62-1.08)、PFSはHR 0.77
(0.61-0.99)であり、良好な結果を示した。

● PS 0〜1の非扁平上皮NSCLC患者を対象とし、CBDCA+
nab-PTXにアテゾリズマブ併用の有効性を確認した第Ⅲ相試
験(IMpower130[4])が行われ、主要評価項目である*EGFR*(−)
/*ALK*(−)患者のOSとPFSは、アテゾリズマブ群でHR 0.79
(0.64-0.98)、18.6カ月 vs. 13.9カ月、HR 0.64(0.54-0.77)、7.0
カ月 vs. 5.5カ月と有意に延長した。PD-L1が低発現および陰
性症例のOSはHR 0.81(0.61-1.08)、PFSはHR 0.72(0.56-0.91)
であり、良好な結果であった。

表 **非扁平NSCLC(ドライバー変異陰性、PD-L1＜1%、PS良好)
の臨床試験結果**
＊PD-L1が低発現および陰性症例

臨床試験	レジメン	組織型	n	mOS (月)	HR (OS)	PD-L1 陰性 HR(OS)
CheckMate9LA	プラチナダブレット プラチナダブレット ＋ニボルマブ＋イビ リムマブ	NSCLC	358 361	10.3 14.1	0.69	0.65
KEYNOTE-189	プラチナ＋PEM＋ プラセボ プラチナ＋PEM＋ ペムブロリズマブ	Non-Sq	206 410	10.7 22.0	0.56	0.59
IMpower150	CBDCA＋PTX＋ ベバシズマブ CBDCA＋PTX＋ ベバシズマブ＋アテ ゾリズマブ	Non-Sq	337 359	14.7 19.2	0.78	0.82＊
IMpower130	CBDCA＋nab- PTX CBDCA＋nab- PTX＋アテゾリズ マブ	Non-Sq	228 451	13.9 18.6	0.79	0.81＊
CheckMate227	ニボルマブ＋イビリ ムマブ プラチナダブレット	NSCLC	396 397	17.1 14.9	0.73	0.62

❷ それ以外のレジメンを選ぶとき

ICI+ICI（ニボルマブ+イピリムマブ）
化学療法単独

Point 1 OSの延長が見込めるが，ICI使用が推奨されない場合は化学療法単独を検討する

- *EGFR*(−)/*ALK*(−)，PS 0〜1のPD-L1 TPS 1%以上のNSCLCを対象とし，第Ⅲ相試験（CheckMate227試験Part 1[5]）が行われた。PD-L1 TPS<1%におけるニボルマブ+イピリムマブ併用療法群（D群）と化学療法（F群）の比較の追加解析では，PD-L1 1%未満の患者においても，PD-L1 1%以上の患者と同様に良好な結果であり17.2カ月vs. 12.2カ月，HR 0.62（0.48-0.78）とOS延長を認めた。
- 間質性肺炎合併，全身性副腎ステロイドや免疫抑制薬使用中などは化学療法単独を検討する。

2次治療以降　　Expert's Choice
DTX（±ラムシルマブ），PEM，S-1，nab-PTX

❶ なぜこのレジメンを選ぶのか

Point 1 OSの延長が見込める

- プラチナ併用既治療進行期NSCLCを対象としたDTXとVNR or IFMを比較した第Ⅲ相試験（TAX320試験）において，DTX療法は標準治療の1つとなった[6]。PS 0〜1のプラチナ既治療NSCLCにおいて，DTX+ラムシルマブとDTXを比較した第Ⅲ相試験（REVEL試験）において，主要評価項目OSはラムシルマブ併用群で有意な延長を認めた［10.5カ月 vs. 9.1カ月，HR 0.86（0.75-0.98）][7]。
- PS 0〜2，Ⅳ期NSCLCの2次治療におけるPEMとDTXを比較した第Ⅲ相試験（JMEI試験）において，主要評価項目OSのPEMの非劣性は証明されなかったが，同等の効果が報告された。特に非扁平上皮癌において，OSが良好であり，有害事象の発現頻度が有意に少なく治療選択の1つである[8]。
- プラチナ既治療のⅣ期NSCLC，PS 0〜2の2〜3次治療を対象

3 非小細胞肺癌　非扁平上皮癌（Ⅳ期）

とし，S-1とDTXを比較する第Ⅲ相試験（EAST-LC試験）において主要評価項目OSは，12.75カ月 vs. 12.52 カ月，HR 0.945（0.833-1.073）とDTX群に対するS-1群の非劣性が示された[9]。
- 既治療（2レジメン以内）PS 0～1のNSCLCを対象としたnab-PTXとDTXを比較する第Ⅲ相試験（J-AXEL試験）において，主要評価項目のnab-PTXのOSの非劣性が示された［13.6カ月 vs. 16.2カ月，HR 0.85（0.68-1.07）][10]。

❷ それ以外のレジメンを選ぶとき

ICI単剤（ニボルマブ，アテゾリズマブ）

 Point 1 1次治療でICI未使用の場合
- CheckMate-017，057，078試験（ニボルマブvs. DTX）やOAK試験（アテゾリズマブvs. DTX）の結果から治療選択の1つである。 （林　杏奈，中道真仁）

文献
1) Paz-Ares L, et al. Lancet Oncol 2021; 22: 198-211. PMID: 33476593
2) Gandhi L, et al. N Engl J Med 2018; 378: 2078-92. PMID: 29658856
3) Socinski MA, et al. N Engl J Med 2018; 378: 2288-301. PMID: 29863955
4) West H, et al. Lancet Oncol 2019; 20: 924-37. PMID: 31122901
5) Hellmann MD, et al. N Engl J Med 2019; 381: 2020-2031. PMID: 31562796
6) Fossella FV, et al. J Clin Oncol 2000; 18: 2354-62. PMID: 10856094
7) Garon EB, et al. Lancet 2014; 384: 665-73. PMID: 24933332
8) Hanna N, et al. J Clin Oncol 2004; 22: 1589-97. PMID: 15117980
9) Nokihara H, et al. Ann Oncol 2017; 28: 2698-706. PMID: 29045553
10) Yoneshima Y, et al. J Thorac Oncol 2021; 16: 1523-32. PMID: 33915251

ドライバー遺伝子変異なし
PD-L1＜1％（PS不良）

1次治療　　Expert's Choice

① 第三世代細胞傷害性抗癌薬単剤療法：
　DTX，PTX，VNR，GEM
② CBDCA併用療法：CBDCA＋PTX，
　CBDCA＋GEM，CBDCA＋PEM

❶ なぜこのレジメンを選ぶのか

Point 1 薬物療法がOSを延長する
- PS 2における標準治療は定まっていないが，メタアナリスの結果から，緩和治療と比較して，OSの延長が認められている。

Point 2 第三世代細胞傷害性抗癌薬（DTX，PTX，VNR，GEM）単剤療法がOSを延長する
- PS 2以上が約30％含まれたメタアナリシスにおいて，緩和治療と比較して，1年生存割合で約7％の改善が示されている[1]。PS 2でDTXにラムシルマブを併用するエビデンスはない。

Point 3 CBDCA併用療法がOSを延長する
- CBDCA＋PTXとPTX単剤を比較した第Ⅲ相試験（CALGB 9730試験[2]）においてPS 2のサブグループ解析が報告されており，1年生存割合は良好であった（18％ vs. 10％，HR 0.60，95％CI 0.40-0.91）。
- CBDCA＋GEMとGEM単剤の比較試験[3]では，有意差はないものの併用群でOSが6.7カ月 vs. 4.8カ月，PFSが4.1カ月 vs. 3.0カ月と良好であった。
- PS 2症例を対象としたCBDCA＋PEMとPEM単剤の第Ⅲ相試験[4]では，併用群でPFS［5.8カ月 vs. 2.8カ月，HR 0.46（0.35-0.63）］とOS［9.3カ月 vs. 5.3カ月，HR 0.62（0.46-0.83）］の有意な延長が示されたものの，3.9％の治療関連死亡が認められた。

Point 4 プラチナ製剤併用療法＋PD-1/PD-L1阻害薬は勧められていない

● 第Ⅲ相試験ではPS 0〜1患者のみが登録されており，PS 2では推奨するだけの根拠が明確ではない。

② それ以外のレジメンを選ぶとき

 Point 1 PS 3〜4には薬物療法は勧められておらず，緩和治療が推奨される

● PS不良は一般的にPS 2〜4を指すが，PS 2とPS 3〜4では状態が大きく違う。多くの治験や臨床試験では，PS 2以上の患者は対象外となっている。

2次治療以降 Expert's Choice

化学療法単独

① なぜこのレジメンを選ぶのか

 Point 1 それまでの治療に使用していない化学療法の使用を患者ごとに慎重に考慮する

● 明確なエビデンスはないため，1次治療に挙げた化学療法のなかで，それまでに使用していないものを患者ごとに慎重に検討する。

② それ以外のレジメンを選ぶとき

 Point 1 ICIの有用性・安全性は現時点では不明

● PS 2の2次治療以降の使用を推奨するだけの根拠は十分ではない。

● ニボルマブの前向き観察研究（CheckMate153試験[5]）では，PS 2でもG3以上の毒性増加はないとされているがあくまで観察研究の結果であり，慎重に検討すべきである。

（林　杏奈，中道真仁）

文献
1) Baggstrom MQ, et al. J Thorac Oncol 2007; 2: 845-53. PMID: 17805063
2) Lilenbaum RC, et al. J Clin Oncol 2005; 23: 190-6. PMID: 15625373
3) Kosmidis PA, et al. J Thorac Oncol 2007; 2: 135-40. PMID: 17410029
4) Zukin M, et al. J Clin Oncol 2013; 31: 2849-53. PMID: 23775961
5) Spigel DR, et al. J Thorac Oncol 2019; 14: 1628-39. PMID: 31121324

ドライバー遺伝子変異なし・高齢者・PS良好
PD-L1≧50%

1次治療　　Expert's Choice

ペムブロリズマブ単剤

❶ なぜこのレジメンを選ぶのか

Point 1 PD-L1高発現に対する高い有効性が示されている

- KEYNOTE-024試験の結果から，*EGFR*遺伝子変異や*ALK*融合遺伝子のない，PD-L1 tumor proportion score（TPS）50%以上のPS 0〜1のⅣ期NSCLC患者に対し，プラチナ製剤併用療法と比較し，有意なPFS，OSの延長を認めた[1]。ORR 44.8%，PFS中央値10.3カ月，OS中央値30.0カ月と報告されている。

Point 2 化学療法による副作用が回避できる

- 高齢者に対するプラチナ製剤併用療法は，嘔気や便秘，食欲低下，骨髄抑制などの副作用管理に注意を要する。
- ICIによる骨髄抑制はほとんどみられないため，感染症などのリスクの軽減が図れるが，irAEには注意を要する。下痢や発熱，倦怠感などのほか，甲状腺機能障害や肺臓炎，皮疹，大腸炎などもみられ，**G3以上が9.7%**と報告されている。

Point 3 ニーズに合わせて投与間隔の調整が可能

- 200mg 3週間隔もしくは400mg 6週間隔という選択肢があるため，高齢患者の病状や生活に応じて，受診・通院頻度を調整できるメリットがある。

❷ それ以外のレジメンを選ぶとき

Point 1 元気な高齢者であれば化学療法の併用も検討可能である

- 80歳未満の合併症が少ない元気な高齢者であれば下記のレジメンによる治療を検討する。

① プラチナ製剤併用療法（特にCBDCA）＋PEM＋ペムブロリズマブ

Point 2 より高い治療効果を期待したい場合，70歳代であれば許容される

● KEYNOTE-189試験において，*EGFR*遺伝子変異や*ALK*融合遺伝子のない，PS 0～1のIV期NSCLC（非扁平上皮癌）患者に対し，プラチナ製剤＋PEM併用療法と比較し，有意なPFS，OSの延長を認めた[2]。ORRは47.6％，PFS中央値は9.0カ月，OS中央値は22.0カ月であった。

● PD-L1 TPS 50％以上のサブグループ解析においても，PFSはHR 0.36（11.1カ月 vs. 4.8カ月，95％CI 0.26-0.51），OSはHR 0.59（未到達 vs. 10.1カ月，95％CI 0.39-0.88）と有意に生存期間を延長した。

Point 3 高齢者に対する有効性と安全性の情報は十分ではないものの，②③も検討される

② ニボルマブ＋イピリムマブ

● CheckMate227試験において，*EGFR*遺伝子変異や*ALK*融合遺伝子のないPD-L1 TPS 1％以上，PS 0～1のIV期NSCLC患者に対し，プラチナ製剤併用療法と比較し，有意にPFS，OSを延長した[3]。ORRは35.9％，PFS中央値は5.1カ月，OS中央値は17.1カ月と報告されている。

● PD-L1 TPS 50％以上のサブグループ解析においても，ORRは44.4％，PFS中央値は6.7カ月，OS中央値は21.2カ月と全体集団に劣らない治療成績が報告されている。

● 内分泌障害や肺臓炎，皮疹，胃腸障害などのirAEの頻度はプラチナ製剤併用療法群と比較し高いことが報告されており，irAEの管理には注意が必要である。

● 本試験に参加した75歳以上の患者は全体の約10％に留まる。

③ プラチナ製剤併用療法（CBDCA＋PEM）＋ニボルマブ＋イピリムマブ

● CheckMate9LA試験において，*EGFR*遺伝子変異や*ALK*融合遺伝子のない，PS 0～1のIV期NSCLC患者に対するプラチナ製剤併用療法（2サイクル導入療法）＋ニボルマブ＋イピリムマブ併用療法は，プラチナ製剤併用療法と比較し有意なPFS，OSの延長を認めた[4]。ORRは38％，PFS中央値は6.7カ月，OS中央値は15.6カ月であった。

● PD-L1 TPS 50％以上のサブグループ解析においても，本レジ

メンのORRは50.0%，PFS中央値は7.5カ月，OS中央値は18.0カ月と全体集団に劣らない治療成績が報告されている。

● プラチナ製剤併用療法＋ニボルマブ＋イピリムマブでは血液毒性の頻度は低いが，内分泌障害や肺臓炎，皮疹，胃腸障害などのirAEの頻度が高いことが示されており，治療中の管理に注意を要する。

● 本試験に参加した75歳以上の患者は全体の約10%に留まる。

2次治療　Expert's Choice

CBDCA併用レジメン（CBDCA＋PEM）*

*ただし，1次治療でプラチナ製剤併用療法を行っていない場合に限る。

❶ なぜこのレジメンを選ぶのか

Point 1　有効性と安全性のバランスがよいレジメンである

● わが国で行われたJCOG1210/WJOG7813L試験の結果から，75歳以上，PS 0～1のⅣ期NSCLC患者に対し，DTXと比較し，PFSの有意な延長とOSの非劣性が示されている。ORRは36.8%，PFS中央値は6.4カ月，OS中央値は18.7カ月であった[5,6]。

● G3以上の毒性として血小板減少と貧血が多く，DTX群（好中球減少と発熱性好中球減少が多い）と毒性プロファイルが異なっていた。

❷ それ以外のレジメンを選ぶとき

DTX単剤，S-1単剤，nab-PTX単剤もしくはPEM単剤*

*ただし，1次治療でPEMを使用していない場合に限る。

● CBDCA併用療法が投与できない高齢患者に検討する。

● 高齢者の場合には，本人の治療意思に加え，家族などの支援環境も考慮し，薬物療法とともにアドバンスドケアプランニングも同時に進めていくことが特に重要である。　　（宮内栄作）

文献
1) Reck M, et al. N Eng J Med 2016; 375: 1823-33. PMID: 27718847
2) Gadgeel S, et al. J Clin Oncol 2020; 38: 1505-17. PMID: 32150489
3) Hellmann MD, et al. N Eng J Med 2019; 381: 2020-31. PMID: 31562796
4) Paz-Ares L, et al. Lancet Oncol 2021; 22: 198-211. PMID: 33476593
5) Okamoto I, et al. JAMA Oncol 2020; 6: e196828. PMID: 32163097
6) Hamamoto Y, et al. A randomized phase Ⅲ study comparing carboplatin with nab-paclitaxel versus docetaxel for elderly patients with squamous-cell lung cancer: Capital study. J Clin Oncol 2021; 39(15_suppl): abst 9031.

ドライバー遺伝子変異なし・高齢者・PS良好
PD-L1 1〜49%

1次治療　Expert's Choice

アテゾリズマブ＋CBDCA＋nab-PTX

❶ なぜこのレジメンを選ぶのか

Point 1　PS良好であれば暦年齢にかかわらず細胞傷害性抗癌薬＋ICI

● 非扁平上皮NSCLC（PD-L1 1〜49%）に対する1次治療としては，2021年8月現在，ICIを含む治療として，単剤もしくは7種類の併用療法が選択可能になっている（表1）。

● これらの背景となった試験は75歳以上の患者も一定数含まれ，PS良好で忍容可能と判断される高齢者では上記が検討される。

Point 2　効果と有害事象のバランスを考慮して治療法を選択

● ICIの併用により甲状腺機能異常や肺臓炎などのirAEが上乗せされるため注意を要する。

● 肺癌診療ガイドライン2020年版から，75歳以上の高齢者に対しては**ベバシズマブを含まないCBDCA併用療法**を選択する[1]。

● IMpower130試験は非扁平上皮NSCLCを対象に，CBDCA＋nab-PTX療法にアテゾリズマブを併用することでOS，PFSを有意に延長し，2年生存割合は39.6%であった（表2）[2]。

表1　非扁平上皮NSCLCに対し実施可能な，
　　　　細胞傷害性抗癌薬＋ICI

1. プラチナ製剤＋PEM＋ペムブロリズマブ
2. CBDCA＋nab-PTX＋アテゾリズマブ
3. プラチナ製剤＋PEM＋アテゾリズマブ
4. CBDCA＋PTX＋ベバシズマブ＋アテゾリズマブ
5. プラチナ製剤＋PEM＋ニボルマブ
6. CBDCA＋PTX＋ベバシズマブ＋ニボルマブ
7. プラチナ製剤＋PEM＋ニボルマブ＋イピリムマブ

表2　IMpower130：アテゾリズマブ＋CBDCA＋nab-PTXの効果

全体集団	中央値（95%CI）	HR（95%CI）
OS	18.6カ月（16.0-21.2カ月）	0.79（0.64-0.98）
PFS	7.0カ月（6.2-7.3カ月）	0.64（0.54-0.77）

- 2018年10月に発行された欧州医薬品庁審査報告書によると、75～84歳でのサブグループ解析では、OSのHRは0.54（95% CI 0.27-1.05）、PFSのHRは0.58（95%CI 0.34-0.98）であり、全体集団と同じ傾向を認めた。

Point 3 毎週投与の治療は用量調整を行いやすく、忍容性が高い

- 毎週投与の治療は利便性には劣るが、副作用の早期発見や、状態に応じた用量調整、副作用管理が容易になるため安全な治療につながる。

❷ それ以外のレジメンを選ぶとき

Point 1 併用療法が困難でICI単剤と細胞傷害性抗癌薬に迷えば、細胞傷害性抗癌薬での治療を選択

- 高齢者の状態は個人差が大きい。日常診療においては患者ごとの状態、臓器機能を評価したうえで適切な治療を選択する。
- PD-L1発現1%以上のNSCLCに実施されたペムブロリズマブ単剤とプラチナ製剤併用療法を比較検討したKEYNOTE-042試験では、1～49%のサブグループにおける生存曲線はクロスし、初期では化学療法群、長期生存ではペムブロリズマブ単剤群が上回っており、OSのHRは0.92（95%CI 0.77-1.11）、PFSのHRは1.27（95%CI 1.08-1.50）であった[3]。
- PD-L1 1～49%のサブグループに対し、ペムブロリズマブ単剤もしくはプラチナ製剤併用療法のいずれかを選択するのであれば**プラチナ製剤併用療法を優先**する。

Point 2 プラチナ製剤併用療法増悪後にPD-1/PD-L1阻害薬単剤を使用しても有用性が期待できるため無理はしない

- プラチナ製剤併用療法後のDTX単剤と比較し、ニボルマブ単剤療法、ペムブロリズマブ単剤療法、アテゾリズマブ単剤療法の有用性も示されている[4~6]。
- ICIと細胞傷害性抗癌薬との併用療法で毒性が懸念される場合には、1次治療は細胞傷害性抗癌薬を行い、2次治療にてICIでの治療を考慮する。

① CBDCA＋PEM併用療法

Point 1 75歳以上に実施された国内比較第Ⅲ相試験で安全性と有効性を証明

- 75歳以上の未治療非扁平上皮NSCLCを対象にJCOG1210/

WJOG7813L試験が行われ，OS中央値18.7カ月（95%CI 16.0-21.9），PFS中央値6.4カ月（95%CI 5.4-7.7）と，DTX単剤に対するOSの非劣性，PFSの優越性が示されている[7]。

Point 2 貧血，血小板減少には注意を要する
- DTXと比べ，G3以上の発熱性好中球減少，白血球減少，好中球減少などの頻度は低下するが，貧血，血小板減少の頻度は増加する。

② イピリムマブ＋ニボルマブ

Point 1 長期生存を狙った治療戦略
- PD-L1発現1%以上の患者における本併用療法の生存曲線はクロスし，初期では化学療法群が上回り，長期生存割合は本併用療法群が上回っていたが，OS中央値 17.1カ月（95%CI 15.0-20.1），HR 0.79（95%CI 0.65-0.96）と細胞傷害性抗癌薬と比較し有意な延長を認め，2年生存割合は40%であった[8]。
- サブグループ解析では，75歳以上の患者のOS中央値 13.5カ月，HR 0.92（95%CI 0.57-1.48）であった。
- 術後再発などの腫瘍量が比較的少なく，本治療により病勢進行を認めても2次治療が実施可能と判断される症例に考慮する。

Point 2 irAEには要注意
- ICI単剤と比べ，皮膚毒性，内分泌機能障害，下痢，肝機能障害などの有害事象に注意し，患者に対し服薬指導を行い早期発見，早期の対処を心掛ける。

2次治療以降　Expert's Choice

PEM

❶ なぜこのレジメンを選ぶのか？

Point 1 非扁平上皮癌ではDTXと比較し生存期間の延長をもたらす
- 2次治療でDTXと比較したJMEI試験での探索的解析において，非扁平上皮癌では，OS中央値 9.3カ月（95%CI 7.8-9.7），HR 0.78（95%CI 0.61-1.00）と有意な延長を認めた[9]。

Point 2 投与前の腎機能に注意
- PEMの投与に際しては，CCr＜45mL/分未満に対する有効性と安全性に関するデータは少なく，腎機能が低下している場

合には好中球減少や悪心などの有害事象が増加する。

❷ それ以外のレジメンを選ぶとき

①S-1

 内服治療を希望されたとき
- わが国を含むアジア人を対象に2次もしくは3次治療でDTXと比較したEAST-LC試験においてOSの非劣勢が証明された[10]。
- ステロイドなどの前投薬が不要であり，投与経路も内服である。利便性も考慮し検討される。

 消化器毒性（食欲低下，悪心・嘔吐，下痢），口内炎，血小板減少，貧血などの副作用に注意を要する

（上月稔幸）

文献
1) 日本肺癌学会, 編. 肺癌診療ガイドライン 2020年版, 東京：金原出版：2021.
2) West H, et al. Lancet Oncol 2019; 20: 924-37. PMID: 31122901
3) Mok TSK, et al. Lancet 2019; 393: 1819-30. PMID: 30955977
4) Borghaei H, et al. N Engl J Med 2015; 373: 1627-39. PMID: 26412456
5) Herbst RS, et al. Lancet 2016; 387: 1540-50. PMID: 26712084
6) Rittmeyer A, et al. Lancet 2017; 389: 255-65. PMID: 27979383
7) Okamoto I, et al. JAMA Oncology 2020; 6: e196828. PMID: 32163097
8) Hellmann MD, et al. N Engl J Med 2019; 381: 2020-31. PMID: 31562796
9) Scagliotti G, et al. Oncologist 2009; 14: 253-63. PMID: 19221167
10) Nokihara H, et al. Ann Oncol 2017; 28: 2698-706. PMID: 29045553

ドライバー遺伝子変異なし・高齢者・PS良好
PD-L1<1%

ニボルマブ＋イピリムマブ

❶ なぜこのレジメンを選ぶのか

Point 1 PD-L1<1%に1次治療で使用できるICIレジメンである
- PD-L1<1%にはICI単剤（ペムブロリズマブ単剤，アテゾリズマブ単剤）が使用できないため，ニボルマブ＋イピリムマブのみが選択肢となる。

Point 2 PD-L1<1%における生存期間延長効果が示されている
- CheckMate227試験において，プラチナ製剤併用療法よりも有意に生存期間を延長した（12.2カ月 vs. 17.2カ月，p＝0.007）。

Point 3 PD-L1<1%でも長期生存が得られる可能性がある
- PD-（L）1阻害薬の治療効果の魅力として，長期に効果が持続することがあるが，PD-L1<1%のグループは，PD-（L）1阻害薬のみでは長期生存が得られにくい。また，その傾向は化学療法＋ICIでも同様である。
- しかし，ニボルマブ＋イピリムマブでは，PD-L1<1%のグループにおいても，良好な長期生存割合（3年生存割合34%，4年生存割合24%）が報告されている。

Point 4 irAEには注意が必要である
- 特に皮膚，肝臓，内分泌，消化管のirAEが増え，重症度も高くなることが知られている。重症化する前に，各臓器の専門家にコンサルトすること，ステロイド治療導入をためらわないことが重要である。

❷ それ以外のレジメンを選ぶとき

化学療法＋ICI

Point 1 腫瘍量が多い場合や進行が早い場合には注意が必要である
- ニボルマブ＋イピリムマブでもICI単剤の場合と同様に，治療

効果がまったく得られない例が存在する。治療効果が得られなければ致死的になることがあるため、奏効割合の高い化学療法＋ICIを使用することを検討する。

Point 2 毒性も考慮してレジメンを選択する

- CM9LA（ニボルマブ＋イピリムマブ＋CBDCA＋PEM）は、偶然の可能性もあるがサブグループ解析において、75歳以上の高齢者ではプラチナ製剤併用療法よりも治療成績は不良な傾向があった。その原因としては、4剤併用による毒性増加が考えられている。そのため、筆者はPS 0の非常に元気な症例を除いて、日常診療で高齢者に対しては今のところ用いていない。

- 血管新生阻害薬であるベバシズマブ併用レジメン（IM150：アテゾリズマブ＋ベバシズマブ＋CBDCA＋PTX）は、75歳以上の高齢者では予後延長効果に乏しく、血栓塞栓症のリスクが増加することが示されている。そのため、筆者は日常診療では高齢者に対して用いていない。

① CBDCA＋PEM＋アテゾリズマブ

Point 1 PD-L1＜1％でも、化学療法＋ICIの効果が示されている

- 化学療法にICIを上乗せする試験は複数実施されているが、そのいずれにおいても、PD-L1＜1％のグループにおいても、OS、PFS、奏効割合が改善する傾向が示されている。

- そのためICIの毒性に懸念がなければ、筆者は**高齢者であっても積極的にICIを上乗せするレジメンを使用**している。

Point 2 化学療法はCBDCA＋PEMを選択する

- 高齢者においてCDDP併用レジメンは生存をまったく改善させなかった一方で、CBDCA併用レジメンはOSの改善傾向、良好なPFSが示されているため、CBDCA＋PEMを選択する。

Point 3 高齢者のデータが良好であるIM132を選択する

- CBDCA＋PEMにICIを上乗せするレジメンとして、KN189とIM132がある。

- KN189は75歳以上の高齢者の治療成績が不良な傾向（OSのHR 2.09、95%CI 0.84-5.23）であったが、IM132では良好な傾向（OSのHR 0.63、95%CI 0.35-1.13）があった。各試験での高齢者の割合は10％程度と少なく偶然の可能性もあるが、筆者は**75歳以上の場合にはIM132を頻用**している。

② CBDCA+PEM

Point 1 高齢者のデータが豊富である

- 国内第Ⅲ相試験(JCOG1210)においてDTXと比較し，CBDCA+PEMのOSの非劣性(DTX群15.5カ月 vs. CBDCA+PEM群18.7カ月，HR 0.85，95%CI 0.68-1.06)が証明されている。
- OSの優越性は示されなかったものの，PFSは有意に改善し(DTX群4.3カ月 vs. CBDCA+PEM群6.4カ月，HR 0.74，95%CI 0.61-0.90)，発熱性好中球減少も少なく(17.8% vs. 4.2%，p<0.0001)，高齢者の標準的化学療法とみなされている。

Point 2 ICIを併用できない場合に選択する

- 筆者は高齢者であっても化学療法＋ICIを積極的に使用している。そのため，本レジメンは**ICIが使用しにくい自己免疫疾患合併例**などに限って使用している。

Point 3 高齢者には血管新生阻害薬は使用しにくい

- 75歳以上の高齢者に対しては，血管新生阻害薬であるベバシズマブの併用は生存期間延長効果に乏しく，血栓塞栓症などの毒性も増加することが懸念され，筆者は，日常診療において高齢者に対してベバシズマブ併用を行っていない。

2次治療 Expert's Choice

① CBDCA+PEM(CheckMate227を選択後)

1 なぜこのレジメンを選ぶのか

Point 1 できるならプラチナ併用療法を実施したい

- ICI単剤やニボルマブ＋イピリムマブ後の治療としては，細胞傷害性抗癌薬を使用した化学療法が行われる。
- 化学療法のなかでは，CBDCA+PEMが高齢者レジメンの1st choiceである。前述のように，DTXと比較し，CBDCA+PEMの非劣性が証明されている。

Point 2 副作用の忍容性も高く使いやすい

- 2剤併用であるがDTXよりも発熱性好中球減少も少なく使用しやすい。

78

② nab-PTX（CBDCA＋PEMを含む治療を選択後）

❶ なぜこのレジメンを選ぶのか

 Point 1 高齢者には血管新生阻害薬を使いにくい。
単剤化学療法が勧められる

● プラチナ製剤併用療法とICI使用後の治療選択肢としては，DTX＋ラムシルマブ併用療法，および，DTX，nab-PTX，S-1などの単剤化学療法が挙げられる。

● ただし75歳以上の高齢者に対しては，ラムシルマブと同じ血管新生阻害薬であるベバシズマブの併用は生存期間延長効果に乏しく，血栓塞栓症などの毒性も増加することが懸念されるため，単剤化学療法が推奨される。

 Point 2 nab-PTXの治療成績は良好である

● DTXとnab-PTXを比較した第Ⅲ相試験（J-AXEL）において，OSの非劣性（DTX群13.6カ月 vs. nab-PTX群16.2カ月，HR 0.85，95.2%CI 0.68-1.07）が示されている。

● また，DTXよりも，PFS（DTX群3.4カ月 vs. nab-PTX群4.2カ月，HR 0.76，95.2%CI 0.63-0.92），奏効割合（DTX群15.4% vs. nab-PTX群29.9%，p＝0.0002）は有意に良好であった。そのため，筆者はDTXよりもnab-PTXを積極的に選択している。

 Point 3 末梢神経障害が多い

● DTXよりも発熱性好中球減少は少ない（22.1% vs. 2.0%）ものの，末梢神経障害が多い（G2以上の末梢神経障害：5.2% vs. 18.0%）。

● 治療中は毎回，末梢神経障害の症状についての問診を欠かさず，日常生活に影響が出る前に減量・休薬することが重要である。　　　　　　　　　　　　　　　　　　　　　　（白石祥理）

参考文献
1) Hellmann MD, et al. N Engl J Med 2019; 381: 2020-31. PMID: 31562796
2) Borghaei H, et al. Cancer 2020; 126: 4867-77. PMID: 32914866
3) Paz-Ares LG, et al. Nivolumab (NIVO) plus ipilimumab (IPI) versus chemotherapy (chemo) as first-line (1L) treatment for advanced non-small cell lung cancer (NSCLC): 4-year update from CheckMate 227. J Clin Oncol 2021; 39(15_suppl): abst. 9016.
4) Paz-Ares L, et al. Lancet Oncol 2021; 22: 198-211. PMID: 33476593
5) Socinski MA, et al. N Engl J Med 2018; 378: 2288-301. PMID: 29863955
6) Langer CJ, et al. Am J Clin Oncol 2016; 39: 441-7. PMID: 25628268
7) Wozniak AJ, et al. Clin Oncol (R Coll Radiol) 2015; 27: 187-96. PMID: 25576353
8) Okamoto I, et al. JAMA Oncol 2020; 6: e196828. PMID: 32163097
9) Yoneshima Y, et al. J Thorac Oncol 2021; 16: 1523-32. PMID: 33915251
10) Garon EB, et al. Lancet 2014; 384: 665-73. PMID: 24933332

ドライバー遺伝子変異なし・間質性肺炎あり・PS良好
PD-L1≧50%

1次治療　　Expert's Choice

CBDCA+nab-PTX療法

❶ なぜこのレジメンを選ぶのか

Point 1　複数の第Ⅱ相試験で安全性・有効性が確認されている

● 間質性肺炎（IP）を合併したNSCLCを対象とした2つの単群第Ⅱ相試験の結果が報告され[1,2]，急性増悪の頻度は4.3〜5.6%と少なく，奏効割合は51〜56%，PFSの中央値5.3〜6.2カ月，OS中央値は両試験ともに15.4カ月と良好であった。

● 両試験ともに，過去に行われたIP合併肺癌の前向き試験と比較しても症例数が多く（それぞれ94例，36例），これらの結果からも，本レジメンが現在の標準治療といえる。

Point 2　安全に実施しやすいレジメンである

● 患者選択や薬剤選択で既存のIPの急性増悪のリスクを減らすことはできても，100%予防することはできないため，早期発見できるような対策が求められる。おのずと1週間に一度診察が必要になるレジメンであるため，安全に施行しやすい。

Point 3　治療開始前に，IPの画像パターンと重症度を評価

● 蜂巣肺を有するusual interstitial pneumonia（UIP）パターンのCT所見や，ベースラインの努力肺活量（FVC）の低下は，細胞傷害性抗癌薬による急性増悪のリスク因子である[3,4]。

● 筆者の施設では，%FVC≧50%で，安静時に酸素吸入を要さない症例に対しては，薬物療法の実施を積極的に検討する。

● %FVC<50%の低肺機能例や，常時酸素吸入を要する症例では，PSや臓器機能が保たれ，薬物療法によるベネフィットが十分に期待される場合のみ，実施を慎重に検討する。

Point 4　現状ではICIとの併用は勧められない

● 現在では，PS 0〜1であれば多くの患者でプラチナ製剤併用療法とICIの併用療法が標準治療として選択されるが，IP合併例に対する安全性は十分に確認されていない。添付文書では『慎重投与』，厚生労働省の最適使用推進ガイドラインには『他の

治療選択肢がない場合に限り，慎重に本剤を使用することを考慮できる』と記載されている。

● 現時点では，IP合併例に対する1次治療として，ICIの細胞傷害性抗癌薬への上乗せの治療は行うべきではない。

Point
5
ニンテダニブ上乗せへの期待

● 血小板由来増殖因子受容体（PDGFR）α-β，線維芽細胞増殖因子受容体（FGFR）1-3，および血管内皮増殖因子受容体（VEGFR）を阻害するマルチキナーゼ阻害薬であり，細胞傷害性抗癌薬との併用は急性増悪の発症抑制効果と抗腫瘍効果の両面から期待される。

● 特発性肺線維症（IPF）合併進行NSCLCを対象としたCBDCA＋nab-PTX±ニンテダニブのランダム化国内第Ⅲ相試験（J-SONIC試験）が行われ，結果が待たれる。

❷ それ以外のレジメンを選ぶとき

① ペムブロリズマブ単剤

● IPを合併していない，PD-L1≧50%のNSCLC患者を対象としたKEYNOTE024試験で，プラチナ製剤併用療法に対しPFS，OSを有意に延長したことから，肺癌診療ガイドラインにおいても推奨の強さ：1，エビデンスの強さ：Aで推奨されている。

● 少数例の後ろ向き研究ではあるが，1次治療として投与されたPD-L1≧50%のNSCLC患者において，背景肺のIP合併の有無は予後に影響しない，とする報告もある[5]。

● 厚生労働省の最適使用推進ガイドライン上の『他の治療選択肢がない場合に限り，慎重に本剤を使用することを考慮できる』という記載に従えば，IP合併例に対する標準的な1次治療であるプラチナダブレットよりも先に投与するべきではない。しかし，その結果，ICIの有効性の恩恵に預かれない患者が一定数いるのも事実である。

● ICIによる肺臓炎・既存のIPの急性増悪のリスク因子は十分に検討されておらず，IPのサブタイプや特定の画像所見の有無，肺機能などによりリスクに差があるかどうか，より多数例での詳細な検討が求められる。

② CBDCA+weekly PTX療法

● IP合併NSCLCを対象とした2つの前向き試験の結果が報告さ

れ，急性増悪の頻度は5.6〜12.1%，奏効割合61〜70%，PFS中央値5.3〜6.3カ月，OS中央値10.6〜19.8カ月と良好で，治療選択肢の1つといえる。

- CBDCA＋nab-PTX療法と同様，おのずと**1週間に一度診察が必要になるため，安全に施行しやすい**レジメンである。

③ CBDCA+S-1療法

- IP合併NSCLCを対象とした2つの前向き試験の結果，急性増悪6.1〜9.5%と**安全に実施しうる治療選択肢の1つ**である。
- ただし，S-1は2次治療以降で頻用の薬剤であり，非扁平上皮癌に対する**1次治療としてあえて選択する必然性は低い**。

④ CBDCA+PTX+ベバシズマブ

- ベバシズマブを上乗せしても急性増悪のリスクはほぼ変わらないと考えられ，**適格症例では検討してもよいかもしれない**。

2次治療以降　　Expert's Choice

ニボルマブ

❶ なぜこのレジメンを選ぶのか

- 蜂巣肺がなく，%FVC＞80%の特発性IPを合併した既治療NSCLC 6例のパイロット試験でIP急性増悪を認めず[6]，その後4施設，18例を対象とした第Ⅱ相試験では11%で急性増悪を発症も，いずれもG2でステロイドによる治療で速やかに改善が得られた[7]。また，奏効率39〜50%，病勢制御率72〜100%と高い有効性が示された[6,7]。
- 少なくとも，上記2試験の選択基準である，**蜂巣肺がなく，%FVC＞80%**と肺機能が保たれた**軽症の特発性IP合併症例**に，2次治療以降の選択肢となりうる。

❷ それ以外のレジメンを選ぶとき

① S-1

- 通常，2次治療で用いられるDTX，PEMは，いずれもIP増悪の頻度が比較的高く，IP合併肺癌のステートメントでは両薬

剤を"データがないか，不足している薬剤"としている[8]。

- S-1単剤は，データは少ないものの，市販後調査や後ろ向き研究からは**比較的IP増悪の頻度が低い**と考えられ，よく2次治療で用いられる[9]。筆者の施設でも，2次治療以降で投与することが多い。

② アテゾリズマブ

- %FVC＞70%で，肺臓炎の有無を問わない，特発性IPを合併した既治療NSCLC 38症例を対象とした多施設共同単群第Ⅱ相試験（TORG1936/AMBITIOUS試験）は，2019年9月から症例登録を開始したが，肺臓炎が頻発したことにより，17例の登録で試験が中止となった[10]。

- 肺臓炎発現は29%（5例），Grade 3以上が24%（4例），G5が6%（1例）であった。登録例の背景のIP画像パターンはindeterminate for UIP 8例，UIP 6例，probable UIP 3例であり，また蜂巣肺は計7例で認めた。%FVC中央値は85%と保たれていた。

- ロジスティック回帰分析の結果，統計学的有意ではないものの，蜂巣肺の存在が肺臓炎の発現と関連がある可能性が示唆された。実際に蜂巣肺のある7例中4例にG3以上の肺臓炎を認め，蜂巣肺なしではG1の1例であった。

- 前述のニボルマブの2試験との肺臓炎頻度の差を考えても，**蜂巣肺の存在が肺臓炎発現のリスク因子である可能性**が示唆されたが，TORG1936/AMBITIOUS試験におけるベースラインの画像評価はpost hocの解析であり，かつ，症例数も少ないことから，より多数例による検討が望まれる。　　　（池田　慧）

文献
1) Kenmotsu H, et al. Cancer Sci 2019; 110: 3738-45. PMID: 31608537
2) Asahina H, et al. Lung Cancer 2019; 138: 65-71. PMID: 31654836
3) Kenmotsu H, et al. J Thorac Oncol 2011; 6: 1242-6. PMID: 21623239
4) Enomoto Y, et al. Lung Cancer 2016; 96: 63-7. PMID: 27133752
5) Yamaguchi O, et al. Thorac Cancer 2021; 12: 304-13. PMID: 33185333
6) Fujimoto D, et al. Lung Cancer 2020; 111: 1-5. PMID: 28838377
7) Fujimoto D, et al. Lung Cancer 2019; 134: 274-8. PMID: 31182249
8) 日本呼吸器学会腫瘍学術部会・びまん性疾患学術部会，編. 間質性肺炎合併肺癌に関するステートメント. 東京：南江堂；2017.
9) Minegishi Y, et al. ERJ Open Res 2020; 6: 00184-2019. PMID: 32494570
10) Ikeda S, et al. J Thorac Oncol 2020; 15: 1935-42. PMID: 32858235

3
非小細胞肺癌　非扁平上皮癌（Ⅳ期）

ドライバー遺伝子変異なし・間質性肺炎あり・PS良好
PD-L1 1～49%

CBDCA+nab-PTX

❶ なぜこのレジメンを選ぶのか

Point 1 間質性肺炎（IP）合併例を対象に臨床試験が行われたレジメンである

- 肺癌診療ガイドライン2020年版では，IP合併例の治療選択についての言及はない。IP合併例は薬剤性肺障害の発症リスクが高く，臨床試験で不適格であり，臨床試験結果をそのまま当てはめることができない。

- 抗癌薬投与も含めた医療行為において，安全性が担保されているかは第一に検討される。薬剤性肺障害は患者のQOLを下げ，かつ致死的なことも多く，重要な有害事象である[1]。

- 前向き試験による比較はないものの，IP合併例においては**薬剤により薬剤性肺障害のリスクが変わる**ことが示唆され，治療選択において注意が必要であると考えられる[2]。

- 近年われわれはプラチナ製剤＋PEM＋ペムブロリズマブの日本人実地臨床における薬剤性肺障害の影響を調査し，日本人の薬剤性肺障害の頻度は高く，PFS，OSともに悪影響を及ぼすことを示した[3]。

- 以上より，薬剤性肺障害リスクの高いIP合併例を対象とした臨床試験による安全性・有効性のデータが必要であり，さまざまな前向き介入臨床試験がわが国で行われている。

Point 2 前向き介入試験のなかで最も多い症例数の試験で安全性が示されている「みなし標準治療」である

- 最初に行われたIP合併癌に対する前向き介入試験は，特発性間質性肺炎を合併したNSCLC患者に対するCBDCA＋weekly PTX療法である。同試験では18人が登録され，薬剤性肺障害は1例のみ（5.6%）と忍容性が示されるとともに，IP非合併例の既報告と大きくは変わらない生存期間が証明された[4]（**表**）。

- そのほかのレジメンでも複数の臨床試験が行われ，有効性と安全性が示唆された[5～9]（**表**）。これらの試験において登録され

著者	人数	レジメン	OS中央値(月)	肺臓炎頻度
Minegishi[4]	18	CBDCA + weekly PTX	10.6	5.6%
Fukuizumi[5]	35	CBDCA + weekly PTX	19.4	12.1%
Sekine[6]	21	CBDCA + S-1	10.4	10.0%
Hanibuchi[7]	33	CBDCA + S-1	12.8	6.1%
Asahina[8]	36	CBDCA + nab-PTX	15.4	5.6%
Kenmotsu[9]	94	CBDCA + nab-PTX	15.1	4.3%

た患者は，患者背景としてPS 0～1で比較的肺機能が保たれた集団であったため，単純に「これらのレジメンが安全だ」とはいえない。しかしながら，最も多い症例数において有効性と安全性が示唆されているCBDCA + nab-PTXは本集団に対する「みなし標準治療」といえると考える。

Point 3　ICI併用療法の1次治療におけるエビデンスは乏しい

● IP非合併症例ではICIは1次治療の標準治療であるため，このまま使わずにいるのかという疑問は残る。ただし現段階でNSCLCに対する前向き介入試験で1次治療におけるICI併用療法の安全性は示されておらず，時期尚早であると考える。

ニボルマブの安全性を評価したわれわれの検討

● 既治療例ではあるが，われわれはIP合併例がHAV criteria［①honeycomb(蜂巣肺)がない，②auto-antibody(自己抗体)が陰性，③%VC(%肺活量)が80%以上で拘束性障害がない］の3つの基準を満たしていれば使用に値するのではないかと考え，前向きの介入試験として単施設のpilot試験を行い，その後，多施設共同の第Ⅱ相試験を行った。

● pilot試験では患者6例を対象とし，ニボルマブ投与の安全性を評価し，肺臓炎を起こした患者はいなかった[10]。

● 第Ⅱ相試験では患者18例を対象とし，主要評価項目であるニボルマブ投与による6カ月時のPFSは56%であった。主要評価項目を満たした2人(11%)にG2の肺臓炎が発症した[11]。

アテゾリズマブの安全性と有効性を評価したAMBITIOUS試験[12]

● この試験の組み入れ基準はHAV criteriaとは異なり，honey-combとauto-antibodyの有無は問わず，%FVCは70%以上というより対象を広げた試験として行われている。

● 17人中5人(29%)に肺臓炎が発症し，うち4人(23.5%)はG3以

上であった。Honeycombがある7人では4人に肺臓炎が発症し，全例G3以上であったが，honeycombがない10人では1人にG1の肺臓炎が発症したのみであった。

- 以上より，筆者はICIは患者選択をしたうえで安全性が検討されるべきと考え，今後1次治療でのエビデンスが待たれる。

ニンテダニブは薬剤性肺障害の頻度を減らすか

- 1次治療において現在進行中の試験で注目を浴び，最も大規模なものがJ-SONIC試験である。CBDCA＋nab-PTX療法±ニンテダニブの有効性，安全性を評価している。
- ニンテダニブは海外では抗癌薬併用で治療効果を高めるエビデンスがあり，また肺線維症に対する治療薬としてもIPの急性増悪を予防する可能性が示唆されている。薬剤性肺障害を抑えながら抗癌効果も高める可能性があり期待される。
- 本試験におけるニンテダニブの有用性によって，今後IP合併例においても薬剤性肺障害を減らす戦略が可能か判明するだろう。

❷ それ以外のレジメンを選ぶとき

CBDCA＋S-1/weekly PTX

前向き介入試験で忍容性が示されている

- IP合併例に対して複数の前向き介入試験が行われ，試験によって患者選択基準や薬剤性肺障害の定義（化学療法最終投与からの時間など）が若干異なっているものの，おおむね忍容性が示されている[6-9]（**表**）。
- タキサン系薬剤の毒性を回避したい場合やnab-PTXの費用面に懸念がある場合などは選択肢に挙がると考える。（藤本大智）

文献
1) Fujimoto D, et al. PLoS One 2016; 11: e0168465. PMID: 28006019
2) 弦間昭彦，ほか．特発性間質性肺炎合併肺癌に対する化学療法の現況と治療関連急性増悪に関する実態調査．びまん性肺疾患に関する調査研究班．平成21年度研究報告書．2010: 105-7.
3) Fujimoto D, et al. Eur J Cancer 2021; 150: 63-72. PMID: 33892408
4) Minegishi Y, et al. Lung Cancer 2011; 71: 70-4. PMID: 20493578
5) Fukuizumi A, et al. Int J Clin Oncol 2019; 24: 1543-8. PMID: 31352631
6) Sekine A, et al. Cancer Chemother Pharmacol 2016; 77: 1245-52. PMID: 27130459
7) Hanibuchi M, et al. Lung Cancer 2018; 125: 93-9. PMID: 30429044
8) Asahina H, et al. Lung Cancer 2019; 138: 65-71. PMID: 31654836
9) Kenmotsu H, et al. Cancer Sci 2019; 110: 3738-45. PMID: 31608537
10) Fujimoto D, et al. Lung Cancer 2017; 111: 1-5. PMID: 28838377
11) Fujimoto D, et al. Lung Cancer 2019; 134: 274-8. PMID: 31182249
12) Ikeda S, et al. J Thorac Oncol 2020; 15: 1935-42. PMID: 32858235

ドライバー遺伝子変異なし・間質性肺炎あり・PS良好
PD-L1＜1％

CBDCA＋nab-PTX/S-1

---

❶ なぜこのレジメンを選ぶのか

Point 1　間質性肺炎（IP）合併NSCLCを対象とした前向き臨床試験で有効性・安全性が示されている

● 肺癌患者の約10％がIPを合併するといわれている。IP合併例では各種の癌治療を契機としたIPの急性増悪が臨床上しばしば問題となる。

● IP合併例は通常臨床試験から除外されていることから，これまでエビデンスの確立した治療レジメンは存在しなかった。

● 近年，わが国において未治療進行期のIP合併NSCLCを対象とした前向き臨床試験が複数行われ，上記レジメンはいずれも安全性が保たれ，有益な治療効果が示された（**表**）[1~6]。

Point 2　エビデンスレベルはいずれのレジメンも同等

● 上記前向き臨床試験はいずれも単アームの第Ⅱ相試験であり，エビデンスレベルはほぼ同等と考えられる。

● 登録された症例数はCBDCA＋nab-PTXの安全性を検討した試験が92例と，ほかの試験と比較し明らかに多いことは考慮すべき点といえる[5]。

● 未治療進行期のIP合併NSCLCに対して有効性・安全性を直接比較した試験は存在せず断定的なことはいえないが，CBDCA＋nab-PTXの奏効割合や安全性がほかのレジメンと比較し良好な傾向がある。

Point 3　有害事象のプロファイル，通院頻度などの観点から患者ごとに選択する

● CBDCA＋nab-PTX/weekly PTXは白血球・好中球減少，発熱性好中球減少症，末梢神経障害の発症頻度がCBDCA＋S-1と比較し高い傾向にあり，毎週の外来通院が必須である。

● CBDCA＋S-1は血小板減少および食思不振がCBDCA＋nab-PTXと比較し多い傾向があり，また腎機能障害を有する患者

表 IP合併未治療進行期NSCLCに対する前向き臨床試験結果の要約

*安全性は間質性肺炎増悪頻度について，有効性は奏効割合ついてそれぞれ評価されている。

著者　年	レジメン	主要評価項目*	症例数	奏効割合(%)	PFS中央値(月)	OS中央値(月)	間質性肺炎急性増悪頻度(%)
峯岸ら．2011年[1]	CBDCA＋wPTX（4週ごと）	安全性	18	61.1	5.3	10.6	5.6
関根ら．2016年[2]	CBDCA＋S-1（3週ごと）	安全性	21	33.3	4.2	9.7	9.5
埴淵ら．2018年[3]	CBDCA＋S-1（4週ごと）	有効性	33	33.3	4.8	12.8	6.1
朝比奈ら．2019年[4]	CBDCA＋nab-PTX（3週ごと）	有効性	36	55.6	4.8	15.4	2.8
釼持ら．2019年[5]	CBDCA＋nab-PTX（3週ごと）	安全性	92	51	6.1	15.1	4.3
福泉ら．2019年[6]	CBDCA＋wPTX（4週ごと）	安全性	33	69.7	6.3	19.8	12.1

には減量投与する必要がある。

- これら有害事象のプロファイルや通院頻度に関する患者の希望を考慮し，患者ごとにいずれかを選択することになる。

Point 4　ICIは一般的には推奨されない

- 未治療進行期NSCLCに対する化学療法＋ICIは有効性・安全性が証明され[7]，現在臨床において幅広く使われている。しかしいずれの試験においてもIP合併例は除外されており，本治療法の有効性・安全性は明らかではない。

- 既存のIP非合併例を対象としたこれらの試験においても，薬剤性肺障害発症頻度が全Gで2.5〜6.6%とされている[7]。またIP合併NSCLCにおけるICIの薬剤性肺障害の発症頻度が高い傾向にあるとする後ろ向き研究もある[8]。またPD-L1陰性例に対する有効性は高発現例と比較すると劣る傾向があり，有効性と安全性を総合的に勘案すると，IP合併PD-L1陰性未治療進行期NSCLCに対する化学療法＋ICIは推奨されないものと考える。

- PD-L1高発現（TPS≧50%）未治療進行期NSCLCに対してはペムブロリズマブ，アテゾリズマブ単剤療法も選択肢に入るが，PD-L1陰性例に対する1次治療としてのICI単剤の有効性を証明する報告はなく，治療選択肢には入らない。

Point 5 血管新生阻害薬あるいは抗線維化薬を併用するレジメンの
有効性・忍容性を検証する前向き臨床試験が複数進行している

- IP合併例に対する血管新生阻害薬であるベバシズマブやラムシルマブを含むレジメンの安全性・有効性を検証した前向き臨床試験はこれまでにない。現在わが国でIP合併非扁平上皮癌に対する**CBDCA＋PTX＋ベバシズマブ**の忍容性を検証する試験が実施されている。

- 特発性肺線維症（IPF）に対する治療薬である**ニンテダニブ**は抗線維化作用を有し，IPFの疾患進行性を抑制するだけでなく，急性増悪の頻度を下げる効果がある。現在IPF合併進行期NSCLCを対象にCBDCA＋nab-PTXにニンテダニブを上乗せすることによる急性増悪抑制効果を検証する第Ⅲ相試験が行われており，これらの臨床試験の結果によって今後の標準治療が変わる可能性がある。

2次治療　　Expert's Choice

S-1, nab-PTX

❶ なぜこのレジメンを選ぶのか

Point 1 ICIは推奨されない

- ICIを含まないプラチナ製剤併用療法施行歴のあるIP非合併NSCLCに対しては，ICI単剤が推奨される。現在使用可能な薬剤としてニボルマブ，ペムブロリズマブ，アテゾリズマブが挙げられる。

- **ニボルマブ**に関しては，IP合併NSCLCを対象とした前向き臨床試験が行われ，有用な治療成績が示されている[9]。ただし非扁平上皮癌を対象としたニボルマブによる2次治療の有効性をDTXと比較した第Ⅲ相試験では，サブグループ解析にてPD-L1陰性例におけるニボルマブの優越性が示されず，厚生労働省による最適使用推進ガイドラインでは「PD-L1発現率が1%未満の場合は，ニボルマブ以外の抗癌薬の投与を原則優先することを推奨」とある。

- **ペムブロリズマブ**の適応症はPD-L1陽性例のみである。

- IP合併NSCLCを対象に行われた2次治療としての**アテゾリズマブ**の有用性を検討する前向き臨床試験では，IPの急性増悪

3 非小細胞肺癌　非扁平上皮癌（Ⅳ期）

が高い頻度で発症したため（29.4%）早期中止となっている[10]。急性増悪は蜂巣肺を呈するUIP（usual interstitial pneumonia）パターンのIP合併例で発症しやすいとされ、そのほかのIP合併例に対する使用の是非は議論の余地が残る。ただし現時点でPD-L1＜1％のIP合併非扁平上皮NSCLCに対する2次治療としてICIは推奨されない。

Point 2 IP合併NSCLCに対する治療薬として安全性が確認され、いずれもNSCLCに対する2次治療薬としてのエビデンスが確立されている

● プラチナ製剤併用療法施行歴のあるIP非合併NSCLCに対する最もエビデンスレベルの高い細胞傷害性化学療法の治療レジメンはDTX（＋ラムシルマブ）であるが、DTXのIP合併例に対する安全性を検討した前向き臨床試験は存在しない。

● nab-PTXおよびS-1はいずれもDTXに対する非劣性が証明されている。

● このような背景から上記レジメンが2次治療レジメンとして考慮され、1次治療でCBDCA＋nab-PTXが投与された症例には2次治療としてS-1、1次治療としてCBDCA＋S-1が投与された症例にはnab-PTXの投与がそれぞれ推奨される。

（荻野広和，軒原　浩）

文献
1) Minegishi Y, et al. Lung Cancer 2011; 71: 70-4. PMID: 20493578
2) Sekine A, et al. Cancer Chemother Pharmacol 2016; 77: 1245-52. PMID: 27130459
3) Hanibuchi M, et al. Lung Cancer 2018; 125: 93-9. PMID: 30429044
4) Asahina H, et al. Lung Cancer 2019; 138: 65-71. PMID: 31654836
5) Kenmotsu H, et al. Cancer Sci 2019; 110: 3738-45. PMID: 31608537
6) Fukuizumi A, et al. Int J Clin Oncol 2019; 24: 1543-8. PMID: 31352631
7) Gandhi L, et al. N Engl J Med 2018; 378: 2078-92. PMID: 29658856
8) Kanai O, et al. Thorac Cancer 2018; 9: 847-55. PMID: 29782069
9) Fujimoto D, et al. Lung Cancer 2019; 134: 274-8. PMID: 31182249
10) Ikeda S, et al. J Thorac Oncol 2020; 15: 1935-42. PMID: 32858235

リキッドバイオプシーでどう変わる?

　肺癌の治療方針を決定するために，バイオマーカー検査を行うことはすでに標準的となっているが，十分な量の組織検体が採取できない場合も多い。低侵襲で簡便に採取できる血液検体を用い，血液中に遊離している腫瘍由来のDNA（circulating tumor DNA：ctDNA）を測定する技術（リキッドバイオプシー）が実用化されている。

　本項では，そのメリット，使用する場面，注意すべきポイントを概説する。血液を使った網羅的な遺伝子検査が日常診療でもついに使用可能になった。広く肺癌患者に用いられることが期待される。

リキッドバイオプシーの方法と利点，弱点について

　肺癌領域では主に「血液検体」を用いたバイオマーカー検査を指す。肺癌領域で現在承認されているものはコバスEGFR変異検出キットとFoundationOne® Liquidである。これらはctDNAを用いて遺伝子検査を行うことができる。

　最大のメリットは，血液検体の採取・手技が容易で，侵襲も少ないことである。特に，十分な腫瘍組織検体が手に入らない症例ではメリットがある。ctDNA専用採血管の普及などにより，最近では施設での遠心分離や分注などの手間も低減している。

　一方で，ctDNAが血液中に十分量含まれているか検査前に確認する方法がまだ実用化されていない。つまり，検査の結果が「偽陰性」である可能性がある。一般的に，NSCLCにおける融合遺伝子やMETエクソン14スキッピングは血漿検体において偽陰性となりやすいと報告されているため，注意が必要である[1]。

どのタイミング，方法で行うか?

　次の3つの場面で用いることが想定される。

①未治療肺癌患者に対するEGFR遺伝子変異確認目的

　初診時からPS不良，何らかの理由で組織採取が困難，検査結果判明が急がれる未治療肺癌患者に対して，EGFR遺伝子検査を目的としたリキッドバイオプシー検査が可能である[2]。組織検査と比較し，組織採取・病理診断のステップが省略できるため，結果返却までの時間が短く，検査も簡便である。

私見だが，次の症例では組織検査に先行してリキッドバイオプシーを用いてもよいと考えている。

　例：画像検査・腫瘍マーカーなどから強く肺癌が疑われるが患者が組織検査を拒否している症例，呼吸状態が悪く気管支鏡検査が実施できない症例，生検可能な部位がない症例（微小多発肺転移，骨・脳病変のみ，など）

②*EGFR*遺伝子変異陽性肺癌患者に対する耐性変異（*EGFR*遺伝子T790M変異）の検出目的

　第一・第二世代EGFR-TKIを含むレジメン（EGFR-TKI単剤，EGFR-TKI＋血管新生阻害薬，EGFR-TKI＋化学療法など）を使用する患者が対象になる。約半数には耐性変異であるT790M変異が出現するため，リキッドバイオプシーでT790Mが確認されれば，第三世代のオシメルチニブの投与を受けられる[3]。

　2020年の診療報酬改定で，T790M検出を目的としたリキッドバイオプシー検査2回までを受けられるようになった。一度は陰性でも，治療の経過で陽性が確認される患者がいる。また，リキッドバイオプシーの検査結果は組織検査結果と治療効果は同等であった[4]ため，せっかくの検査機会を逃さないようにしたい。

③標準治療終了後の網羅的遺伝子解析目的（CGP検査）

　肺癌の分子標的治療薬の開発は盛んであったため，薬剤に対応したバイオマーカー検査（コンパニオン診断薬）を組み合わせて診断してきた。その後，2018年にオンコマイン™ Dx Target Test CDxシステムが承認されたことにより，組織検体で46の遺伝子を一気に解析できるようになった。しかし，診断時に得られた組織検体量が少ないなどの理由で，十分なバイオマーカー検査を受けられない症例も数多く存在し，有効な治療薬にアクセスできない症例が潜在的にあった。

　2021年8月より，FoundationOne Liquidが保険診療で実施可能となった。いわゆるがんゲノム医療を受けるための網羅的遺伝子解析（comprehensive genome profile：CGP検査）は組織を用いて実施されてきたが，血液検体を用いた網羅的な遺伝子解析が可能となり，その有用性の報告はすでに多数ある[5,6]。

　日本におけるCGP検査は，標準治療が存在する癌種では「標準治療が終了してから実施する」と定められている。肺癌領域における今後のフローを示す（**図**）。課題は，①「標準治療が終

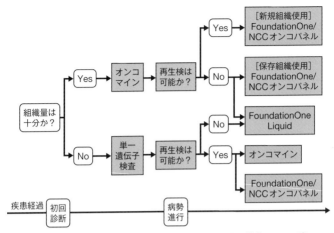

図 リキッドバイオプシーを取り入れた肺癌バイオマーカー検査のフロー案

了してから」でなければ受けられないこと，②現状では分子標的治療などにたどり着ける割合がきわめて少ないこと，③ゲノム医療の中核拠点病院，中核病院，連携病院でなければ実施できないこと，④繰り返し検査することは認められていないこと，である。

　最も重要なことは，理論上「すべての癌患者が網羅的な遺伝子解析を一生に1回は受けることができる」環境が整ったことにある。1回目のCGP検査でドライバー遺伝子が見つからなかった症例でも，2回目には8.8%の症例で見つかったという報告もある[7]。リキッドバイオプシーを用いたCGP検査のさらなる普及が望まれる。

（髙濱隆幸）

文献
1) 日本臨床腫瘍学会・日本癌治療学会・日本癌学会 3学会合同ゲノム医療推進タスクフォース. 血中循環腫瘍DNAを用いたがんゲノムプロファイリング検査の適正使用に関する政策提言, 2021.
2) Wu YL, et al. Ann Oncol 2015; 26: 1883-9. PMID: 26105600
3) Mok TS, et al. N Engl J Med 2016; 376: 629-40. PMID: 27959700
4) Takahama T, et al. Cancer 2020; 126: 1940-8. PMID: 32022929
5) Leighl NB, et al. Clin Cancer Res 2019; 25: 4691-700. PMID: 30988079
6) Nakamura Y, et al. Nat Med 2020; 26: 1859-64. PMID: 33020649
7) van de Haar J, et al. Nat Med 2021, Online ahead of print. PMID: 34373653

免疫チェックポイント阻害薬(ICI)の使いどころ

遺伝子解析技術が革新的に進歩・発展したことで，多くの疾病が遺伝子によって起こされるものだと判明してきた。肺癌はその進歩の恩恵を大きく受けており，*EGFR*を筆頭にさまざまな遺伝子異常に基づく分子標的治療が臨床使用されてきた。

しかし，遺伝子異常が多いとされる日本人であっても，治療対象となる遺伝子異常を有する割合は腺癌の40%程度であり，残りの人々は細胞傷害性抗癌薬しか手がなかった。

ICIはPS良好症例に使う

そんななか，頭一つ飛び抜けた薬が登場した。それがICIである。2015年12月，PD-1阻害薬であるニボルマブがわが国で使用可能になった。私は今でもあの期待に満ちた空気を色濃く覚えている。患者だけではなく私たち医師も，この薬に大きすぎるほどの期待をもっていた。実際に投与可能になったのは年末近くであったが，そこまで粘って待って投与した方がいた。末期であり，PSは3であった。起死回生をかけての治療だったが，あっという間に増悪してお亡くなりになった。

その後も，薬の登場を待っていたPS不良の患者に，一発逆転を期待して投与したが，おおむね惨敗であった。

私はこの経験から，ICIはPS不良の症例には効かないのではないかということをまとめ，報告した。全国のさまざまな施設から同様の解析が発表され，皆，同じ感触をもっていると感じた。ICIのターゲットは癌細胞ではなく宿主のリンパ球であるため，患者の全身状態が化学療法より大きく影響する可能性がある。

この知見より，ICIは使うのであれば状態がよいうちに，という教訓が得られた。

PD-L1高発現症例には細胞傷害性抗癌薬+ICI

その後，PD-L1発現による患者選択ができるようになり，PD-L1高発現症例には1次治療としてペムブロリズマブを使用できるようになった。ICI単剤治療の生存曲線は，早期はクロスして化学療法を下回るのだが，PD-L1高発現症例でも投与直

後にドロップアウトする症例は一定数存在した。

　この早期PD症例を克服するために，細胞傷害性化学療法（chemo）にICIを併用する試みが行われた。もちろん，早期PDを克服するためだけではなく，化学療法によって腫瘍細胞を攻撃し，抗原を放出させることで，免疫系への抗原提示を促進するというブースターとしての効果も期待された。

　複数の臨床試験で化学療法群に対してchemo＋ICIの優越性が証明され，現在，ドライバー遺伝子異常を有しないNSCLCの1次治療はchemo＋ICIとなった。その後，抗CTLA-4抗体であるイピリムマブも登場し，現在1次治療レジメンの選択肢は10にも上る。

 PD-L1低発現症例・陰性症例における期待

　では，これらの多種多様なレジメンでほとんどのmedical needsに応えているのかというと否である。組織型でカウンターパートの抗癌薬が分けられているため，そこでの使い分けは可能であるが，それでもなお選択肢は多岐にわたるうえ，使い分けの根拠となる指標はほとんどない。

　そこで，昨今サブグループ解析が注目されている。例えば，PD-L1陰性がその1つだ。*EGFR*遺伝子変異や*ALK*融合遺伝子のないPD-L1 TPS 1%以上，PS 0-1のIV期NSCLC患者を対象とし，ニボルマブ＋イピリムマブ併用，ニボルマブ単剤，プラチナ製剤併用療法を3群比較する第III相試験（CheckMate227 Part 1試験）が行われた。

　試験全体の主要評価項目はPD-L1陽性におけるPFSであり，ニボルマブ＋イピリムマブ併用が上回ったのだが，解析対象外であったPD-L1陰性群でも予想以上の良好な成績を示した。統計解析項目として事前に設定されていたかということは検討されなければいけないが，われわれ臨床医は患者を目の前にして，生存曲線やデータのよさに目を囚われてしまう。少なくとも私はあの生存曲線を無視できない。実際この結果を基に，多くの医師がPD-L1低発現症例もしくは陰性症例に対し，ニボルマブ＋イピリムマブを含むレジメンを選択していると聞く。

 ドライバー遺伝子異常かつ分子標的治療薬に耐性獲得後

　*EGFR*や*ALK*といったドライバー遺伝子異常を有する症例はICIの効果が乏しいといわれ，chemo＋ICIの臨床試験でもほとんど除外されてきた。しかし，CBDCA＋PTX＋アテゾリズマ

ブ＋ベバシズマブ治療（IMpower150レジメン）は臨床試験に*EGFR/ALK*症例が含まれていたため，*EGFR/ALK*症例の分子標的治療後の1次治療として頻用されている。

しかし，臨床試験に含まれた症例数は少なく，プライマリエンドポイントは*EGFR/ALK*を除く全体集団におけるPFS，OSであった。*EGFR/ALK*症例はあくまでサブグループの位置付けである。肺癌診療ガイドラインでもドライバー遺伝子陽性集団に対するchemo＋ICIは推奨度決定不能という記載にとどまる。

個人的には*EGFR/ALK*症例におけるICI単剤の治療効果は総じて不良であること，また，IM150試験において，*EGFR/ALK*症例でも，IM150レジメンは化学療法に対してHR 0.54（95%CI 0.29-1.03）で効果が上回ったことを鑑みて，**分子標的治療薬に耐性を獲得した後はchemo＋ICI**を選択したい。この集団に対する効果と安全性を確認するために，現在わが国で前向き観察研究が行われており，結果が待たれる。

サブ解析の結果をどう解釈し，臨床応用するか

このように，ICI併用レジメンが多すぎるがゆえに，サブ解析の結果をどう解釈し，臨床応用するかがわれわれの課題である。どのようなサブ解析であれば信頼して実臨床に応用してよいのか明確な基準があればよいのだが，残念ながらまだない。

結局，試験にそのサブ解析の集団がどれくらい含まれたのか，HRの信頼区間の幅はどうか，pre-plannedだったのかなどを確認しながらデータを見て，自分なりに解釈するしかない。

もちろん一つ一つ前向き試験を行えば解決するかもしれないが，結果が出るのには時間がかかり，かつ患者もわれわれ医療者もリソースは限られる。そのため，今ある情報を自分なりに解釈し，常に目の前の患者を思考しながら毎回悩んで治療を選択することが肝要であろう。

ハイリスク症例をどうするか？
エビデンスがないところを切り開くのが臨床力

臨床試験に登録できる患者というのは限られている。例えばIP合併症例，PS不良症例，自己免疫疾患を有する患者などは臨床試験には含まれない。これらのハイリスクな症例はこのICI時代に取り残されているのだろうか。

確かにICIは大きな武器である。しかし，irAEは時として致死的になる。患者は，自分が例えハイリスクであったとしても

ICIを使用したいと願うこともある。われわれ医師は，そこで患者の熱量に飲み込まれることなく，冷静な判断を行うことが大切だ。判断材料としてのガイドラインはこのような患者への第一選択を示してはくれない。エビデンスがないところをどのように切り開くのか。こここそが臨床力だと思う。

　ただ，こういった患者が目の前にいて，リスクを理解したうえで，それでもなお強く希望する場合，私はそんな患者の思いを汲んで積極的に治療を考慮したい。治療を受けるのは患者であり，医師が主人公になるべきではないと思うからだ。

　ICIの使いどころはどこなのか。非常に幅が広い質問であるが，背景因子によらず，すべての肺癌患者はその恩恵を受ける可能性があると思う。そのうえで，"最も良い使いどころ"を選択するために，私たちは常に思考し続けなければいけない。

（大矢由子）

積極的抗癌薬治療のやめどきはどこか？

Point 1 抗癌薬治療の意義とは何か

　癌治療の究極の目的は"治癒"であり，患者とその家族はもちろん，治療にかかわる医療者にとってもそれは変わりない。だから，生存率の上乗せがたった5%程度であっても，術後補助化学療法を勧めるし，患者も同意するのであろう。一方で，肺癌の多くは進行期で発見または再発をきたし，その目標は"癌との共存"，すなわち"癌と付き合うこと"に変化する。生存期間を伸ばすことのみならず，患者が大切にしている価値観を共有し，残された時間のQOLを高めることにほかならない。積極的抗癌薬治療はあくまでもそのサポートをしているにすぎないため，QOLを損ない，生存期間を縮める可能性もある無理な抗癌薬治療は可能な限り回避する必要がある。

Point 2 患者と医療者が創るcancer journey～ACPとSDM～

　癌患者は突然癌と診断され，地図もなく日程もわからない癌治療の旅に出発させられる。これを"cancer journey"とよぶこともある。旅をよりよいものとし，患者にとって有意義なものにするためには，患者と医療者の適切なコミュニケーションが何より重要で，advanced-care-planning（ACP）とshared-decision-making（SDM）が欠かせない。

　ACPは「将来の変化に備え，将来の医療およびケアについて患者本人を主体にその家族や近親者，そして医療・ケアチームが繰り返し話し合いを行い，本人による意志決定を支援するプロセス」と定義される。終末期の意志（例えばdo not attempt resuscitate：DNAR）を決定することと誤解されがちであるが，本来は状況が刻々と変化する治療の経過のなかで適宜実施され，患者の価値観を治療に生かすプロセスすべてを指す。

　ACPが適切に実施され患者の価値観，意志を尊重しつつ治療が遂行されるためには，SDMが欠かせない。共有意志決定と訳され，「患者が医療における意志決定の分岐点で，利用可能な治療の選択肢を見渡し，専門家とのやり取りを通して意志決定を行うプロセス」と定義される。命のリスクが高く，医療の不確

実性が強い(選択肢が多い)とき,すなわち癌治療においてはほぼ必須のプロセスに位置付けられる。医療者から患者への情報提供のみならず,患者から医療者への情報提供,すなわち,治療に対する理解,治療に対する価値観,将来への希望などを患者にシェアしたうえで,両者が治療の合意に至ることである。

われわれ医療者はSDMを用いながら患者とACPを行い,"cancer journey"を一緒に旅する義務がある。積極的抗癌薬治療のやめどきも,旅の終着地前の重要なポイントとして早い時期から一緒に考えていく必要がある。

積極的抗癌薬治療の中止を考える

実地臨床において,積極的抗癌薬治療の中止を検討すべき状況は以下が考えられ,それぞれのケースで重要なことを列挙する。すべてにおいて,SDMのプロセスが重要であることはいうまでもない。

①生存期間延長が証明されている薬剤(いわゆるエビデンスのある薬剤)がなく,患者にエビデンスを基に勧められる治療がなくなった場合

もちろんエビデンス的には勧められないが,患者の全身状態,臓器機能が維持され,なんらかの治療が比較的安全にできる目算があれば,提案することは個人的にはよいと考える。ただしその場合でも,奏効割合は10%にも満たない可能性があり症状を改善するものではないこと,有害事象の発現でQOLが低下し,生命予後を悪化する可能性があることなどは十分に理解いただく必要がある。一方で,患者の治療継続希望を,ガイドラインで推奨されている治療がないからという理由1つで一刀両断することは慎むべきである。この行為はSDMの考え方において「エビデンスによる圧政(evidence tyranny)」とよばれる。なぜ積極的治療が勧められないのかを丁寧に説明し,患者自身も治療方針に納得できるようにしなければ,"癌難民"を作り出すだけになってしまい,結果患者のQOLを大きく損なうことになる。

②患者の全身状態が悪化(一般にはPS 3以上),または転移などによる臓器障害をきたし,腫瘍縮小効果がありそうな治療であってもリスクがベネフィットを上回ることが明らかな場合

患者の希望がいくら強くても,十分な説明のうえで患者とその家族が緩和ケアがベストな治療であると受け入れられるように意志決定支援を行うべきである。医療者は"患者の希望だから"

という理由で，過度に減量した言い訳のような細胞傷害性抗癌薬療法などを行うことは厳に慎むべきである。

③医学的には積極的治療は可能であるが，経済的理由や今までの副作用経験，患者の価値観などにより，患者自身の希望として治療の継続を希望しない場合

　十分な説明のうえで患者の意志を尊重し，エビデンスのある治療が多少残っていたとしても積極的治療を中止することは妥当である。ただし，副作用に対する懸念が過剰でないか，抗癌薬は悪であるのような歪んだ価値観がないか十分に検討し，問題あれば解きほぐしていく努力をすべきである。

Point 4 **癌治療で適切なACPを行うために重要なこと**

　癌治療の始まり〜終末期に至るまで，**治療の目的が患者と医療者でしっかりと共有されている**ことはACPにおいて何より重要である。進行再発癌では治癒が目的ではなく，癌と付き合うことが目的であり，抗癌薬治療はあくまでもそのツールの1つにすぎないことを最初の病名病状告知の際に伝え，ご理解いただくことはその後のACPに大きな影響を与える。一方で，近年ICI治療などでときに経験する長期生存例のことなどもお話ししながら，希望をなくさないように配慮することも忘れてはいけない。

　残念ながら最終的に進行癌患者のほとんどは緩和ケアに専念する状態にいきつく。緩和ケアは以前のような積極的治療からのシフトチェンジではなく，診断時から積極的治療と同時に導入し，状況に応じて主体に徐々に移行することが基本である。私は進行期肺癌の患者に最初に治療の概要を説明する際には，軸となる治療として"細胞傷害性抗癌薬"，"ICI"，"分子標的治療薬"のほかに必ず"緩和治療"を提示する。「すべての治療の土台となるもので，積極的な治療ができなくなった，または行うことが適切でなくなったときに頼るべき治療です」と説明している。治療早期から意識していただくことで，終末期の積極的緩和ケアという状況を受け入れやすくなるはずである。

Point 5 **緩和治療も立派な治療の1つ**

　よくWebなどでは"もうあなたには治療はありません"という言葉をみかける。終末期には胸を張って，"今のあなたに最も適切な治療は緩和ケアです"と言えるように日頃から患者やその家族とコミュニケーションを取り，"cancer journey"の船頭役をしていただければ幸いである。

（三浦　理）

慢性閉塞性肺疾患（COPD）

❶ COPD合併肺癌

Point 1 COPDの診断がされていないことがある

- COPDにはさまざまな他疾患が合併する頻度が高い。全身においては高血圧症，脂質異常症，冠動脈疾患，骨粗鬆症，るい痩など，肺においては気管支喘息，喫煙という共通した発症因子を有する間質性肺炎・肺線維症，肺癌などを合併する。

- COPD患者に肺癌を合併する頻度は約9〜20％前後と報告[1]されている。わが国では肺癌患者にCOPDが合併する頻度は65歳以上では約30％，65歳未満では約20％と報告[2]され，その割合は多い。

- COPD患者は定期通院中の画像検査で肺癌が発見される可能性があるが，実際は肺癌診断時に初めてCOPDの存在が明らかになることが多い。**COPD合併肺癌患者の97％が肺癌発見時にはCOPDは未診断であった**とする報告[3]もある。

Point 2 COPD併存症・合併症の治療介入を積極的に行う

- 英国のCOPD患者を対象としたコホート研究では，頻度の高い併存症・合併症は肺炎，骨粗鬆症，呼吸器感染症，心筋梗塞，狭心症，骨折，緑内障などであった[4]。特に肺炎は非COPD群に比べ16倍の頻度で，骨粗鬆症は3.14倍，呼吸器感染症が2.24倍，心筋梗塞が1.75倍，骨折が1.58倍であった。

- COPDの進行に伴う労作時呼吸困難や慢性呼吸不全，これらの併存症・合併症により，PSが低下していることも少なくない。COPD合併例であってもPS・臓器機能が良好ならば通常の治療が可能であるが，肺癌の診断・治療が優先されてしまい，COPD治療が疎かになることがある。

- 治療方針を決定する際はCOPDと肺癌の両方を総合的に評価する。すでにPSが低下している状態では肺癌の治療選択肢が限られてしまうため，より安全で根治性の高い治療を可能とするためにもCOPDの早期診断，禁煙や気管支拡張薬，リハビリテーションなどの併存症・合併症を含めた総合的な治療介入を行う。

- 同一肺に肺の気腫性変化と肺線維症の両方を認めると気腫合併肺線維症とよばれる。一般には画像的に上肺の気腫と下肺の線維化を合併した疾患として理解されている。

- 肺の線維化による容積減少が気腫性変化により相殺されるため，通常の間質性肺炎とは異なり，呼吸機能検査での肺活量や全肺気量は比較的保たれる。また末梢気道の呼気時の虚脱が線維化病変により小さくなるため1秒量や1秒率の低下が起こりにくく，**見かけ上，正常な肺機能を示すことも多い**。肺拡散能は著明に低下しているため，COPD単独と比較し労作時の低酸素血症がみられることが多く，運動耐用能は低下する。

- 肺線維症があると通常，化学療法の使用は制限されるが，**気腫化病変がメインである場合は化学療法の選択範囲が広がる**ため，CT所見の緻密な読影が必要である。

❷ COPD合併非小細胞肺癌

- 組織型に加え，ドライバー変異の有無により分子標的治療薬も含めた検討が行われる。COPD合併例の組織型では，扁平上皮癌の頻度が38～48%[5]と非COPD合併例よりも高い。扁平上皮癌がNSCLCのなかでは最も喫煙との関連が強い癌であることが影響している。一方，非喫煙者腺癌に多い*EGFR*遺伝子変異や*ALK*遺伝子転座は扁平上皮癌では少ない。

- PS・臓器機能が良好であればCOPD非合併例と同様に通常の治療を選択するが，COPD患者は高齢のことが多く，併存症・合併症のため臓器障害を有する場合もあり，**薬物療法の投与量の調節が必要である**ことが多い。

- COPD合併例で分子標的治療薬の使用は制限されないが，分子標的治療薬の急性肺障害・間質性肺炎発症の危険因子としてPS 2以上，喫煙歴あり，投与時の間質性肺疾患の合併，化学療法があり，予後不良因子はPS 2以上，男性である[6]。COPD患者はこれらを有することが多いため，投与の際には呼吸状態の確認を行う必要がある。

- Ⅳ期ではICI単剤もしくは化学療法との併用が適応となる。COPD合併例では注意は必要だが，適応の妨げにはならない

と考える。

- Ⅲ期ではCRTが適応となる。間質性肺炎があると放射線治療の適応とならないが，気腫化病変である場合は感染などに注意を要するものの適応であるため，**予後を改善する可能性が高いCRTを除外しない**ように留意されたい。

❸ COPD合併小細胞肺癌

PSを維持し治療継続を目標とする

- SCLCは肺癌全体の約10〜15％を占め，増殖速度が速く早期にリンパ節転移や遠隔転移を認め，悪性度が高い。放射線治療や化学療法に対する感受性が高く，Ⅰ期のみ手術適応，Ⅱ期以降は適応があれば放射線治療，化学療法は同時または逐次的に併用する。現在はⅣ期にはICI併用療法が標準治療の1つである。

- 喫煙との関連が強い。COPDの合併も多く，進行期での発見も多い。

- 中枢部に発生するため気道狭窄による呼吸困難はしばしば認められ，COPDが合併するとさらに増悪する。PSの悪化につながるので，早期にCOPD治療を行うべきである。

- 治療までたどりつけない患者も多い。適切に合併症を管理し，診断から化学療法・放射線療法へいかに早期につなげるかが予後を左右する。

化学療法中の肺炎発症に注意する

- COPD患者では肺炎の合併頻度が高く，化学療法継続中の骨髄抑制によりさらに肺炎発症リスクも高まる。

- 肺炎自体が改善しても呼吸機能が低下し，息切れの残存や慢性呼吸不全となりADLが低下することがある。PSが低下すると化学療法の継続が困難となり予後に影響するため，合併症の発症に注意を要する。

- COPD合併例においては**早期の抗菌薬投与を考慮する。**

（内海　裕，前門戸　任）

文献
1) Divo M, et al. Am J Respir Crit Care Med 2012; 186: 155-61. PMID: 22561964
2) 坂東政司，ほか．日内会誌 2012; 101: 1586-93.
3) Kobayashi S, et al. Respirology 2009; 14: 675-9. PMID: 19476597
4) Soriano JB, et al. Chest 2005; 128: 2099-107. PMID: 16236861
5) Smith BM, et al. Lung Cancer 2012; 76: 61-6. PMID: 21945657
6) 厚生労働省医薬食品局．医薬品・医療用具等安全性情報．No.206, 2004.

4
基礎疾患

C O P D

呼吸器感染症

Point 1 明らかに活動性のある感染症を合併している場合，
抗癌薬投与より感染症の治療を優先

- 進行癌の患者は免疫不全状態のため，診断時すでに感染症を合併していることがある。
- 感染症の悪化により生命に危険が及ぶ可能性があるため，まずは感染症のコントロールが付いた後に，抗癌薬治療を行う。
- 比較的白血球減少を起こしにくい分子標的治療薬やICIでも，基本は感染症のコントロール後に治療を開始する。

Point 2 やむをえず感染症治療と抗癌薬治療を並行して実施する場合は，
薬物間相互作用のチェックが重要

- 真菌感染症や抗酸菌症には長期の薬物治療を要する。感染症に伴う症状が安定していれば，癌治療を並行して行うこともありうる。
- 抗真菌薬や，抗酸菌症に対して使用する薬剤の多くはCYP3A4で代謝されるため，薬剤師に確認するなど，併用する抗癌薬との相互作用に十分に注意する[1~3]。例えば，オシメルチニブとリファンピシンを併用するとオシメルチニブの最高血中濃度は73%低下するため，添付文書上併用注意となっている[4]。

Point 3 抗癌薬治療中は，発熱性好中球減少症はもちろん，
日和見感染の発症にも要注意

- 骨髄抑制をきたす細胞傷害性抗癌薬を投与する場合は特に，細胞性免疫の低下による日和見感染にも注意が必要である。
- ICIは免疫担当細胞の癌細胞に対する攻撃回避を解除することが主たる作用であるため，好中球減少や免疫抑制による日和見感染はきたしにくいが，irAE発生時にはステロイドや免疫抑制薬の投与が必要となるため，注意する。
- そのほか，癌患者が易感染状態を引き起こしやすい背景として，細胞傷害性抗癌薬に対する制吐療法，脳転移による脳浮腫の軽減，薬剤性肺障害の治療，進行期の悪液質に対する治療などにステロイドの使用機会が増加することが挙げられる。

Point 4 ICI投与中の結核再燃が注目されている

● ICI治療中に結核の再燃が認められた症例に関する報告は，2016年のFujitaらの報告[5]にはじまり，すでに数多くあるが，その発生率については明らかなデータはない。

● ほとんどの症例でICI治療中に発症しているが，**発症時期については一定の傾向はない**。治療開始早期に発症するものから，長期間の維持投与中に発症したものもある。

● 結核再燃の危険因子となるirAEに対する**ステロイドや免疫抑制薬の使用がなくとも認められ**，ICI投与自体が結核の再燃頻度を増加させる可能性がある。

● ニボルマブの市販後調査を参照[6]すると，12,343例の副作用報告のうち，肺結核4例，結核8例，リンパ節結核2例，結核性心膜炎1例の報告がある。

● これらの経過から，2019年6月にニボルマブ，ペムブロリズマブの添付文書[7, 8]には，特定の背景を有する患者に関する注意の項に「結核の感染又は既往を有する患者」，副作用欄の重大な副作用として「結核」が追記された。

Point 5 ICI投与以外でも肺癌治療中は常に抗酸菌症の発症，再燃に注意

● 担癌状態，免疫不全状態（ステロイドの使用，化学療法中），高齢者はいずれも結核の危険因子であることから，肺癌治療中には常に肺結核の発症，再燃に注意する必要がある。

● 肺癌化学療法前に活動性肺結核，潜在性結核感染症（LTBI）と診断された患者への対応は，ほかの生物学的製剤の使用と同様に，結核の標準的治療，予防内服を日本結核病学会の診療ガイドに従って行う[9]。

● 一方で，現時点ではICI投与予定の有無にかかわらず，抗癌薬治療を検討している患者に対し，事前にIGRA（interferon-gamma release assay）によるスクリーニングや，LTBIの可能性が高い患者に対する治療開始前からのイソニアジド（INH）予防内服などは行われていない。 （津端由佳里）

4 基礎疾患 呼吸器感染症

文献
1) Engels FK, et al. Clin Pharmacol Ther 2004; 75: 448-54. PMID: 15116057
2) Yano R, et al. Ann Pharmacother 2009; 43: 453-8. PMID: 19261952
3) 黒田 智，ほか．岡山医学会雑誌2009; 121: 209-13.
4) タグリッソ®添付文書, 2020年11月改訂（第4版）.
5) Fujita K, et al. J Thorac Oncol 2016; 11: 2238-40. PMID: 27423391
6) オプジーボ®安全性・適正使用情報. https://www.opdivo.jp/basic-info/report/
7) オプジーボ®添付文書, 2021年8月改訂（第8版，用法変更）.
8) キイトルーダ®添付文書, 2021年8月改訂（第6版，効能変更，用法及び用量変更）.
9) 日本結核病学会，編．結核診療ガイド．東京：南江堂；2018.

肝機能障害

❶ 肝障害合併肺癌の薬物療法

 肝障害の合併は薬剤の代謝を阻害し，毒性が高まる危険性がある

- 抗癌薬の多くは肝臓で代謝を受ける。事前に肝障害を認める場合は，基礎疾患（B型・C型肝炎，肝硬変，自己免疫性疾患など），ほかの薬剤，腫瘍の肝転移の有無といった原因を調べ，必要に応じて抗癌薬の減量・中止を判断する。

 肝炎ウイルスの再活性化に注意

- 化学療法によって免疫反応が抑制されることで，B型肝炎ウイルス（HBV）の再活性化をきたし，ときに重症肝炎を引き起こす。化学療法前には全例HBV感染のスクリーニング検査が望ましく（**図**[1]），必要に応じてHBV-DNA量を測定する。
- C型肝炎ウイルス（HCV）の再活性化については明確な指針を示したガイドラインが存在しないが，化学療法中は定期的な肝機能チェックが望ましい。

 肝転移による肝障害であれば早急な治療開始を検討すべき

- 肝転移を有する肺癌（特にSCLC）では，腫瘍による正常肝細胞の破壊や門脈・胆道の閉塞により肝障害をきたすことがある。基本的には原疾患の治療が必要だが，肝障害の程度に応じて抗癌薬の減量や，減黄術を先行することも検討する。

❷ 各薬剤選択の注意点

 細胞傷害性抗癌薬（肝障害時の推奨用量：表1[2,3]）

- **プラチナ製剤や血管新生阻害薬**は肝障害の影響をほとんど受けないため，通常用量での投与が可能である。
- **タキサン系薬剤**は肝障害に応じて減量・中止を考慮する。
- そのほかの薬剤には明確な指標はないが，減量基準を示したいくつかの報告がある。
- **AMR**には明確なデータはないが，同系統薬であるDXRの減量基準を参考に用量調節が望ましい。

分子標的治療薬（TKI）

- 肺癌領域で使用されるTKIの副作用として肝障害の頻度は高

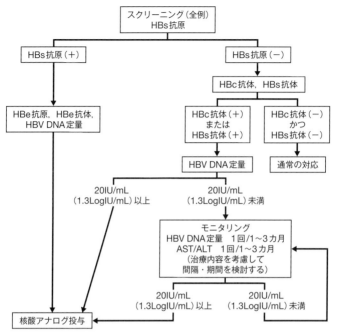

図 免疫抑制・化学療法により発症するB型肝炎対策ガイドライン
（文献1より転載）

いが，肝障害合併例における減量基準は必ずしも確立はされておらず，**通常用量での投与が可能であることが多い**。

● 各臨床試験における選択/除外基準に応じた患者選択と，肝障害出現時の減量・休薬基準（**表2**）を参考に治療を行う[3]。

● **エルロチニブ**は正常上限の3倍以上または直接ビリルビンが7mg/dLまでの肝障害患者においては，半量の75mg/日での投与を推奨する報告もある[4]。

● TKIの多くはCYP3Aで代謝されるため，併用薬によっては血中濃度が上昇/低下して毒性が高まる危険性や有効性が減弱する可能性がある。

● 特に**ロルラチニブ**はリファンピシンとの併用で高頻度に重篤な肝障害が出現した報告があり，注意を要する。

Point 3 免疫チェックポイント阻害薬

● PD-1/PD-L1/CTLA-4阻害薬は自己免疫疾患様のirAEを引き

表1 肝障害合併肺癌における抗癌薬の推奨用量（文献2，3より作成）

ULN：基準値上限 (upper limit of normal)

薬剤名	T-Bil	AST/ALT	用量
PEM	>3×ULN	>5×ULN	75%
VNR	2.1〜3mg/dL		50%
	>3mg/dL		25%
ETP	1.5〜3mg/dL	AST>3×ULN	50%
GEM	>1.6mg/dL		80%
CPT-11	1.5〜3mg/dL		75%
DTX		2.5×ULN<AST/ALT<20×ULN かつALP>ULN	60〜80%
	>ULN	AST>1.5×ULN ALP>2.5×ULN	中止
PTX （3週間ごと投与）	<1.25×ULN	AST<10×ULN	175mg/m²
	1.26〜2×ULN	AST<10×ULN	135mg/m²
	2.01〜5×ULN	AST<10×ULN	90mg/m²
	>5×ULN	AST≧10×ULN	中止
nab-PTX	≦5×ULN	AST<10×ULN	80mg/m²
	>5×ULN	AST>10×ULN	中止
DXR	1.2〜3mg/dL	AST or ALT>3×ULN	50%
	3〜5mg/dL		25%
	>5mg/dL		中止

起こす可能性がある。ICIによる肝障害は5%未満[5]で認められ，G3以上はまれではあるが，**ニボルマブ＋イピリムマブ**では頻度が高いとの報告[6]があり注意したい。

● 肝障害のGradeに準じた対処法を**表3**に示す[7]。

● ICIはモノクローナル抗体であるためCYP酵素による代謝を受ける可能性は低く，肝障害合併例においても通常用量での投与が可能である（ただし，各臨床試験の組み入れ基準を超えた肝障害を有する症例において，ICIの有効性・安全性は確立されていない）。

（杉本英司，野上尚之）

表2 肝障害出現時の分子標的治療薬の減量・休薬基準

（FDAの各薬剤情報を抜粋）

薬剤	減量・休薬基準	対応	G3以上の肝障害（%）
ゲフィチニブ	G2以上	回復するまで休薬	5.1
エルロチニブ	・T-Bil > 2×ベースラインまたはAST/ALT > 3×ベースライン（肝疾患あり） ・G3以上（肝疾患なし）	・回復するまで休薬 ・3週間以内に改善しない場合は中止も検討	2
アファチニブ	G3以上	・ベースラインまたはG1に回復するまで休薬 ・再開時は30または20mg/日	3.5
ダコミチニブ	G3以上	・G2以下になるまで休薬 ・再開時は30または15mg/日	1.4
オシメルチニブ	G3以上	・G2以下になるまで休薬 ・3週間以内に改善した場合は同用量継続または40mg/日に減量 ・3週間以内に改善しない場合は中止	1.1
アレクチニブ	Child-Pugh C	450mg/日に減量	5.3
	・AST/ALT > 5×ULNかつT-Bil≦1.5×ULN ・T-Bil > 3×ULN	・ベースラインまたはAST/ALT≦3×ULN, T-Bil≦1.5×ULNに回復するまで休薬 ・再開時は450または300mg/日に減量	
	AST/ALT > 3×ULNかつT-Bil > 2×ULN	中止	
クリゾチニブ	AST/ALT > 5×ULNかつT-Bil≦1.5×ULN	・G2以下になるまで休薬 ・再開時は400または250mg/日	11
	AST/ALT > 3×ULNかつT-Bil > 1.5×ULN	中止	
セリチニブ	AST/ALT > 5×ULNかつT-Bil≦2×ULN	・ベースラインまたは < 3×ULNに回復するまで休薬 ・再開時は300または150mg/日	28
	AST/ALT > 3×ULNかつT-Bil > 2×ULN	中止	
ロルラチニブ	G3以上	・G2以下になるまで休薬 ・再開時は75または50mg/日	2.7
ブリグチニブ	Child-Pugh C	減量	5.2
	G3以上	・ベースラインに回復するまで休薬し, 同用量継続または減量 ・再開時は120または90または60mg/日	
エヌトレクチニブ	G3以上	・ベースラインまたはG1以下に回復するまで休薬 ・4週間以内に改善した場合は同用量継続または減量 ・再開時は400または200mg/日	2.8
	AST/ALT > 3×ULNかつT-Bil > 1.5×ULN	中止	
ダブラフェニブ＋トラメチニブ	忍容できないG2または G3以上	・G1以下になるまで休薬 ・再開時はダブラフェニブ200または100mg/日, トラメチニブ1.5または1mg/日	6

次ページへ続く

4

基礎疾患　肝機能障害

表2 肝障害出現時の分子標的治療薬の減量・休薬基準（続き）

薬剤	減量・休薬基準	対応	G3以上の肝障害（%）
テポチニブ	G3	・ベースラインに回復するまで休薬 ・1週間以内に改善した場合は同用量を継続，それ以外は250mg/日に減量	4.2
	・G4 ・AST/ALT > 3 × ULN かつT-Bil > 2 × ULN	中止	
カプマチニブ	G3	・ベースラインに回復するまで休薬 ・1週間以内に改善した場合は同用量を継続，それ以外は600または400mg/日に減量	6
	・G4 ・AST/ALT > 3 × ULN かつT-Bil > 2 × ULN	中止	

表3 免疫関連肝障害の管理（文献7より作成）

CTCAE Grade	投与の可否	対処方法
G1 ・AST/ALT ≦ 3 × ULN ・T-Bil ≦ 1.5 × ULN	投与継続	・肝機能のモニタリングを継続 ・肝機能が悪化した場合は，G2〜4の対処法で治療
G2 ・3 × ULN < AST/ALT ≦ 5 × ULN ・1.5 × ULN < T-Bil ≦ 3 × ULN	投与休止	・肝機能のモニタリングを行う **ベースラインの数値に改善した場合** ・慎重に投与を再開 **重篤な臨床症状を伴う肝障害が3〜5日持続した場合** ・0.5〜1.0mg/kg/日のプレドニゾロンまたは等力価のステロイド薬を使用 ・G1以下に改善した場合は4週間以上かけてステロイドを10mg/日以下に減量 **ステロイドを10mg/日以下まで減量できれば，投与再開を検討してもよい**
G3 ・5 × ULN < AST/ALT ≦ 20 × ULN ・3 × ULN < T-Bil ≦ 10 × ULN G4 ・20 × ULN < AST/ALT ・10 × ULN < T-Bil	投与中止 投与再開しない	・1.0〜2.0mg/kg/日のメチルプレドニゾロンまたは等力価のステロイドを投与 ・ステロイド抵抗性の場合は肝生検による原因精査，ミコフェノール酸モフェチルやアザチオプリンの使用を考慮 ・4〜6週間かけてステロイドを漸減。必要に応じてステロイドを再投与

文献

1) 日本肝臓学会. 免疫抑制・化学療法により発症するB型肝炎対策ガイドライン. https://www.jsh.or.jp/lib/files/medical/guidelines/jsh_guidlines/B_document-3_20200716.pdf
2) Floyd J, et al. Semin Oncol 2006; 33: 50-67. PMID: 16473644
3) U. S. Food and Drug Administration. https://www.fda.gov/
4) Miller AA, et al. J Clin Oncol 2007; 25 : 3055-60. PMID: 17634483
5) Brahmer J, et al. N Engl J Med 2015; 373: 123-35. PMID: 26028407
6) Hammers HJ, et al. J Clin Oncol 2014; 32 (suppl 5S): abstr 4504
7) Brahmer JR, et al. J Clin Oncol 2018; 36: 1714-68. PMID: 29442540

腎機能障害（CKD, 透析）

❶ 腎機能障害合併肺癌

Point 1 腎機能の指標

- CCrで代用される糸球体濾過率（GFR）が良好な指標である。
- CCrの計算方法はさまざまである。Cockcroft式は決して正確に腎機能を反映するものではないが，抗癌薬の用量調整の根拠となる臨床試験ではよく使用されている。

Point 2 緩和ケア，支持療法に用いる薬剤の腎毒性を考慮する

- **NSAIDs**は腎機能障害をきたす代表的な薬剤の1つである。解熱薬としては短期使用が多いが，疼痛対策としては長期使用となる。腎機能障害の少ないアセトアミノフェンを基本とし，鎮痛効果が不十分であればオキシコドンなどのオピオイドを追加する。
- **プロトンポンプ阻害薬**は間質性腎炎をきたすことがあるため必要時のみの使用に止める。
- **ゾレドロン酸**はCCrに応じて減量する（CCr≦60mL/分）。

Point 3 抗腫瘍薬の代謝・排泄経路を考慮する

- 薬物が主に肝代謝を受けて胆汁から排泄されるか，主に腎から排泄されるか，あるいは両方の排泄経路があるか確認する。胆汁から排泄される薬剤の薬物動態は，一般的には腎機能に左右されない。
- 腎排泄される薬剤は腎機能低下により排泄が遅延することが多いが，どの程度の腎機能低下（閾値）で薬物動態に影響が生じるかは薬剤により異なる。
- 小分子化合物の分子標的治療薬のように，臨床に使用される用量が最大耐量でない場合は，腎排泄の割合が大きくても用量調整は必要でないことも多い。

Point 4 抗腫瘍薬による腎毒性を考慮する

- 高頻度に腎毒性を生じる代表的な抗癌薬はCDDP，IFM，CPA，MTXで，肺癌治療で問題になるのはCDDPである。
- **CDDP**の腎毒性は用量依存的である。排泄過程で尿細管を直接傷害するため，薬剤と尿細管との接触時間と接触中の薬剤

濃度を下げることが有効であり，**short hydration法**[1,2]などの補液プロトコールにより腎毒性を最小限に抑えることができる。

● 抗VEGF抗体(**ベバシズマブ**)は用量依存的に高血圧症，蛋白尿をきたす。まれに血栓性微小血管症による急性腎障害を生じるが，薬剤の中止により改善する傾向が高い。抗VEGFR抗体(**ラムシルマブ**)でも高血圧，蛋白尿が認められる。

● ICIはirAEとして自己免疫性腎炎をきたすことがあり，血圧，腎機能，尿検査の定期的モニタリングが必要である。

Point 5 腎機能低下時に腎毒性以外の毒性が強くなる抗癌薬

● CDDPは中等度以上(CCr<60mL/分)の腎機能低下では減量するかCBDCAで代替する。CBDCAはCalvert式により推定GFR値に準じた用量調整を行う。

● PEM，S-1は腎機能低下の程度により減量を行うか中止する。

Point 6 血液透析中患者への薬物療法

● CDDPは血液透析患者でも透析とのタイミング調整によって通常用量[3]，あるいは減量による投与[4,5]が可能である。

● Calvert式にGFR=0mL/分を代入してCBDCA投与量を調整することもあるがその安全性は確立されていない。

● 併用する非プラチナ製剤については，PEMが透析患者に禁忌だが，ETP，CPT-11，PTX，DTXは通常量投与が可能である[4]。

● 血液透析患者では血中蛋白組成に変化があることが知られ，薬剤の蛋白結合能に変化を与えて薬物動態に影響する可能性がある。

● 血液透析中の化学療法の安全性については十分なエビデンスがなくリスクが高いことは間違いない。血液透析の原因となる原疾患によるリスクも加わる。また文献に従って減量投与したとしても，用量不足により十分な抗腫瘍効果が得られない可能性もある。従って**実施の適応をより厳密に判断し，緩和ケアに専念すべき患者を同定する**ことがより一層重要である。

Point 7 必携文献にあたる

● 理論だけでは類推できないことが多い。腎機能障害と癌薬物療法についてはガイドライン[6,7]や優れた総説[4,5]にあたる。

❷ 腎機能障害合併小細胞肺癌

Point 1 腎機能低下時におけるプラチナ製剤

● SCLCの1次治療にプラチナ製剤は必須であり，CBDCAでは

なくCDDPが標準であった。しかし，これは現在の抗PD-L1抗体を併用する標準療法が使われる前のエビデンスであり，**併用にもCDDPのほうがよいというエビデンスはない**。デュルバルマブ，アテゾリズマブともCBDCA，ETPと併用する。

Point 2 腎機能低下時における非プラチナ製剤

● ETP，CPT-11，AMRとも比較的安全に投与可能である。ICIについてはNSCLCの項で述べる。

❸ 腎機能障害合併非小細胞肺癌

Point 1 腎機能とキナーゼ阻害薬

● 添付文書によると血中クレアチニン上昇の頻度が10％ないし15％以上のものは，アレクチニブ，セリチニブ，カプマチニブ，エヌトレクチニブ，1〜10％ないしは15％のものは，オシメルチニブ，ダコミチニブ，クリゾチニブ，テポチニブがある。

● 代謝産物を含めた尿中排泄の比率の比較的高いものには，オシメルチニブ14％，クリゾチニブ22％，ロルラチニブ47％，ブリグチニブ25％，ダブラフェニブ22％，テポチニブ13％，カプマチニブ21％，ラロトレクチニブ39％がある。尿中排泄率の高低にかかわらず，腎機能障害患者におけるCmax，AUCは高くなる傾向が認められている。しかし前述のとおり，この数字が用量調整の必要性とは必ずしも直結しないことには留意する必要がある。

● **クリゾチニブ**は投与直後からのCr上昇など急性腎障害の頻度が高い。休薬で改善する傾向が強いが，再投与すると再悪化することが多い。尿細管の直接障害と考えられている。

Point 2 腎機能低下時におけるプラチナ製剤

● NSCLCでもメタ解析によりCBDCAよりもCDDPのほうがOSにおいて優れていることが示された[8]。しかしSCLCと同様，ICIが標準的に併用されるレジメンが確立した現在も同じ結果になるというエビデンスはなく，腎機能低下時にはCDDPにこだわる必要はないと思われる。

Point 3 腎機能低下時における非プラチナ製剤

● S-1（5-FU分解抑制作用があるギメラシルが腎排泄に依存する）とPEMはCCrの程度により減量・中止する。

● PTX，nab-PTX，DTXは比較的安全に通常用量の投与が可能である。GEMは腎機能障害で皮膚障害の頻度が高まると報告

されているが，一般的には通常用量投与が可能である。

腎機能低下時におけるICI

● 一般に抗体薬の薬物動態は腎機能の影響を受けないが，安全性について十分なエビデンスがあるわけではない。

● 腎機能をモニタリングしながら通常用量投与が可能である。

腎機能低下時における血管新生阻害薬

● **ベバシズマブ**は蛋白尿などの腎機能障害作用を有する。既存の腎機能障害をさらに悪化させる可能性がある。腎機能保護の観点からベネフィットがリスクを上回るか十分な検討が必要である。

（高橋幸治，大野　泉，滝口裕一）

文献

1) Horinouchi H, et al. Jpn J Clin Oncol 2013; 43: 1105-9. PMID: 24006505
2) Sakaida E, et al. Jpn J Clin Oncol 2016; 46: 370-7. PMID: 26755829
3) Watanabe R, et al. Br J Cancer 2003; 88: 25-30. PMID: 12556954
4) Lichtman SM, et al. Eur J Cancer 2007; 43: 14-34. PMID: 17222747
5) Janus N, et al. Ann Oncol 2010; 21: 1395-403. PMID: 20118214
6) 日本腎臓学会, ほか, 編. がん薬物療法時の腎障害診療ガイドライン2016. 東京：ライフサイエンス出版：2016.
7) Horie S, et al. Clin Exp Nephrol 2018; 22: 210-44. PMID: 28856465
8) Hotta K, et al. J Clin Oncol 2004; 22: 3852-9. PMID: 15326195

心機能障害

❶ 心機能障害を有する肺癌

Point 1 肺癌と心機能障害

● 喫煙は肺癌発症リスクを男性4.5倍，女性4.2倍増加させる。また男性の肺癌の68%，女性の肺癌の18%は喫煙が原因とされる。

● 喫煙は虚血性心疾患のリスクも2〜3倍増加させ，不整脈，高血圧などの循環器疾患のリスクも増加させることが明らかである。

● 喫煙をしている肺癌患者では，特に循環器疾患併存のスクリーニングや心機能評価を治療前に行うことが求められる。

Point 2 抗癌薬治療前には心機能評価を行う

● 肺癌における抗癌薬のなかで特に注意すべき心臓毒性を**表**に示す（2021年9月時点）。これらの薬剤で，治療導入前に心臓疾患の既往，家族歴の問診，ベースラインの値として心筋トロポニンT/I，脳性ナトリウム利尿ペプチド（BNP/NT-proBNP），クレアチニンキナーゼ（CK），CK-MBの測定，心電図検査，心エコー，胸部X線などが必須である。これらの評価をせずに抗癌薬治療を開始することはあってはならない。

Point 3 腫瘍循環器医との連携

● 抗癌薬治療の発達により，肺癌患者の予後は延長されている。それに伴い，長期予後にかかわる心臓毒性など循環器疾患の管理の必要性も高まっている。

● 2017年に日本腫瘍循環器学会が設立された。治療前だけではなく，治療経過中にも心電図検査や心エコーを行い，循環器内科医との連携をとって治療に当たることが求められている。

❷ 心臓機能障害を有する小細胞肺癌

● 以下，SCLCについて挙げるが，NSCLCにおいても成り立つ。

Point 1 CDDPの使用においては，左室駆出率（LVEF）の評価を行う

● SCLCにおける薬物療法のキードラッグはプラチナ製剤（CDDPとCBDCA）である。

● CDDPは腎毒性対策のため，2,500〜5,000mLの輸液を10時間かけて行うことが推奨されている。現在では輸液の一部を飲水で補い，輸液2,000mLほどで行うshort hydration法も広く用いられている。

表 肺癌治療で用いる抗癌薬と代表的な心毒性

分類	薬剤	代表的な心毒性
細胞傷害性抗癌薬		
プラチナ製剤	CDDP	高血圧症
	CBDCA	虚血性心疾患，血栓塞栓症
微小管脱重合阻害薬	PTX	不整脈，虚血性心疾患，血栓塞栓症
分子標的治療薬		
TKI	アファチニブ	心不全
	オシメルチニブ エヌトレクチニブ	QTc延長，心不全
	クリゾチニブ	QTc延長，心不全，血栓塞栓症
	アレクチニブ	血栓塞栓症，徐脈
	セリチニブ	QTc延長，徐脈
	ブリグチニブ	高血圧症，徐脈
	ロルラチニブ	QTc延長，心不全，房室ブロック
BRAF阻害薬	ダブラフェニブ	QTc延長，心不全
MEK阻害薬	トラメチニブ	QTc延長，心不全
VEGF阻害薬	ベバシズマブ	高血圧症
	ラムシルマブ	血栓塞栓症，心筋症，心不全，蛋白尿
免疫チェックポイント阻害薬		
PD-1/PD-L1阻害薬	ペムブロリズマブ ニボルマブ イピリムマブ アテゾリズマブ デュルバルマブ	心筋炎，不整脈，血栓塞栓症

- CDDPの使用には多量輸液が伴うため，治療前の心機能の評価としてLVEFが正常域（各施設基準によるが，60％以上程度が望ましい）にあることが求められる。正常域にない場合にはCBDCAを含むレジメンでの治療を行うことが推奨される。

Point 2 上大静脈症候群合併例の場合

- 腫瘍により上大静脈の狭窄し，上半身の静脈還流障害が伴う症候群である。原因としてはSCLCが最も多いとされる。

- 血管内ボリュームに負担をかけるCDDPの使用は避ける。両側上肢に浮腫が及んでいる場合には，下肢から点滴ルートを採取するなどしなければならない。

- 腫瘍圧迫の迅速な解除を目指して，放射線腫瘍科と連携のうえ，放射線照射の適応を検討する。放射線治療と併用可能なレジメンとしてETPを選択する。

- ICI併用の安全性は確立されていないため使用は避ける。

Point 3 深部静脈血栓症のスクリーニングを行う

- すべての癌において，凝固能の亢進が起こる傾向にあり血栓傾向を有する。特にSCLCではこの傾向が強いとされており，D-dimerの測定や下肢静脈エコーなどを治療前に行う。
- SCLCでもICIが1次治療から使用可能となっているが，血栓形成を誘発することも報告されており，ICIを含むレジメンを使用する場合には，特に注意が必要である。

❸ 心臓機能障害を有する非小細胞肺癌

Point 1 ICIによる心筋炎に注意する

- ドライバー変異のないNSCLCでは1次治療でICIを含むレジメンが選択されることがある。心臓関連有害事象の頻度は0.5〜1.0%程度と高くないが，注意を要する。
- **ニボルマブ＋イピリムマブ**では毒性の頻度が増すため，より注意が必要である。投与開始3カ月をめどに症状がなくともスクリーニング検査を行い，早期の発見に努める。呼吸苦，動機などの症状があった場合に腫瘍循環器医へコンサルトを行うことを考える。

Point 2 血管新生阻害薬(ベバシズマブ，ラムシルマブ)の導入には注意

- 心臓機能障害がある患者に導入する場合には，既存の心疾患の状態を踏まえて，安全に導入できるかを検討する。
- 投与開始2カ月以内に高血圧症の悪化などの可能性がある。導入前から腫瘍循環器医との連携し，治療に当たることが望ましい。
- 経過中は血栓症の発症に対して常に注意する必要がある。

Point 3 EGFR-TKIのなかではオシメルチニブの心毒性に注意する

- オシメルチニブはほかのEGFR-TKIよりも有意に不整脈，心不全，LVEF低下を招くとされている。中等度以上のLVEF低下(50%未満)がある場合には，導入後6カ月以内に重度の心不全を誘発することがあるため，慎重に経過観察する。

Point 4 ALK，ROS1融合遺伝子肺癌では血栓症を合併しやすい

- そのほかの肺癌に比べて血栓症を3〜5倍合併しやすい。それぞれの癌細胞ムチンを豊富に産生する傾向にあることなどがその原因として挙げられている。Trousseau症候群を契機に発見されることもしばしば報告されている。
- 血栓傾向は治療前・後を問わず継続しているとされるため，必ず深部静脈血栓症を含めたスクリーニングを行い，血栓症関連イベントの発生を予防しなければならない。　　(國政　啓)

4
基礎疾患　心機能障害

慢性疾患（糖尿病，高血圧）

❶ 糖尿病・高血圧を合併した肺癌

 Point 1 肺癌患者は糖尿病・高血圧の合併が比較的多い

- 他癌腫と比較して肺癌患者は高齢で重喫煙者が多く，COPD のほか，糖尿病や高血圧の合併も多い。
- 高血圧の合併率は海外の報告では15～18%[1,2]，糖尿病の合併率は海外の研究では12～15%[2,3]，わが国の研究では18～19%と報告されている[4,5]。
- 健康管理が十分でない患者もおり，血糖値・HbA1c，血圧のチェックを必ず行い，基礎疾患が隠れていないかチェックする。

Point 2 糖尿病・高血圧とその合併症は肺癌の臨床経過に影響を及ぼす

- メタ解析では糖尿病合併例は非合併例と比較して，予後不良の傾向がある（死亡リスク比1.15，95%CI 0.99-1.34）[6]。
- わが国の研究でも糖尿病は予後不良因子と報告されている[4,5]。
- 十分な抗腫瘍効果を得るためには適切な血糖管理が必要である[7]。
- 高血圧・糖尿病は深部静脈血栓症のリスク因子とする報告もあり[8,9]，D-dimerの測定，下肢静脈エコー，造影CT検査などで血栓の有無をスクリーニングする。
- 糖尿病網膜症・腎症の合併や脳・血管障害の既往を確認し，必要に応じて専門医に化学療法のリスクを確認しておく。

 Point 3 糖尿病・高血圧の合併を理由に，漫然と抗癌薬を減量しない

- エビデンスに基づく適正な薬剤選択と投与量の設定を行う。
- 高血糖や高血圧などの副作用が懸念される場合は，支持療法を十分に強化する。コントロールに難渋しそうな場合は代替治療を考慮し，なるべく治療強度を落とさないように配慮する。

Point 4 化学療法後の観察を十分に行い，支持療法の調整を心がける

- 外来で実施可能なレジメンでも初回は入院下での血糖・血圧管理を検討する。コントロールに難渋する場合は早めに専門医へコンサルトを行う。

❷ 糖尿病・高血圧を合併した非小細胞肺癌

Point 1 CDDP使用時には支持療法に配慮が必要

- 高度催吐性レジメンの使用時にはステロイド使用量が増すため,高血糖に注意する。適宜インスリンスケールで対応する。
- 制吐薬として用いるオランザピンは糖尿病に禁忌である。ほかの制吐薬の追加もしくはレジメンの変更(CBDCAを用いた中等度催吐性レジメン)も検討する。

Point 2 血管新生阻害薬(ベバシズマブおよびラムシルマブ)の使用は慎重に行う

- コントロール不良の高血圧患者では使用は避ける。
- 造影CTや下肢静脈エコーなどのスクリーニング検査を行い,深部静脈血栓を認めた場合は使用は避ける。
- 血管新生阻害薬による高血圧には,蛋白尿の改善効果も期待できるアンジオテンシン受容体拮抗薬(ARB)を第一選択とし,次にCa拮抗薬を検討する。

Point 3 腎機能・心機能低下例ではCBDCAレジメンを選択する

- 糖尿病や高血圧に起因する腎機能・心機能低下例ではCDDPの使用は避ける。
- 局所進行期(Ⅲ期)の非高齢者ではCBDCA＋PTXを用いたCRTを選択する。進行期(Ⅳ期)でも同様にCBDCAを用いたレジメンを選択する。
- 高血圧・糖尿病によるICIの使用制限はない。

❸ 糖尿病・高血圧を合併した小細胞肺癌

Point 1 大半が重喫煙者であり,糖尿病・高血圧の合併頻度が高い

- 日本人コホートの調査では糖尿病の合併率は22.4%であった[4]。
- 脳・心血管障害の既往を抱える患者も多いため,化学療法後の基礎疾患の増悪に注意する。

Point 2 LD-SCLCでは抗癌薬のdose intensityを保つ

- 根治を目指し,なるべく治療強度を落とさないようにする。
- CDDPが使用可能な非高齢者ではCDDP＋ETPを用いたCRTを行う。高齢者,腎機能・心機能低下例ではCBDCA＋ETPを選択する。

Point 3 ED-SCLCは柔軟にレジメン選択する

- 高血糖・糖尿病の合併によって,避けるべきレジメンはない。

4 基礎疾患 慢性疾患(糖尿病,高血圧)

● NSCLCと同様に，化学療法に伴う高血糖や悪心・嘔吐が懸念される場合や腎機能・心機能低下例はCDDPをCBDCAに変更する。高血圧・糖尿病によるICIの使用制限はない。

（大森翔太）

文献

1) Fowler H, et al. BMC Cancer 2020; 20: 2. PMID: 31987032
2) Xiu W, et al. Anticancer Drugs 2021. PMID: 34183497
3) Ma J, et al. Oncotarget 2016; 7: 29480-91. PMID: 27121051
4) Nakazawa K, et al. Med Oncol 2013; 30: 367. PMID: 23307241
5) Imai H, et al. BMC Cancer 2015; 15: 989. PMID: 26690494
6) Barone BB, et al. JAMA 2008; 300: 2754-64. PMID: 19088353
7) Zeng X, et al. Cancer Med 2020; 9: 902-11. PMID: 31830375
8) Zhang Y, et al. Sci Rep 2016; 6: 19603. PMID: 26797411
9) Ageno W, et al. Circulation 2008; 117: 93-102. PMID: 18086925

血液疾患

❶ 血球減少と肺癌

Point 1 赤血球輸血に対するトリガー値はHb値7〜8g/dL，
血小板輸血に対するトリガー値は1万/μLが基本である

- 海外では貧血に対して輸血の回避とQOLの向上を目的として赤血球造血因子（ESA）製剤が投与されるが，わが国では未承認のため輸血が基本となる。

- 前提として，赤血球輸血が必要なほどの骨髄抑制を生じる化学療法は避けられる。そのうえで，わが国における赤血球輸血に対するトリガー値はHb値7〜8g/dLとしている[1]。

- 化学療法中に輸血を受けた患者は，投与前のHb値が低かった[2]と報告されているため，化学療法の適応自体を慎重に検討する。

- 血小板輸血トリガー値は1万/μLが弱く推奨されている[3]。ただし背景となったエビデンスの多くは造血器腫瘍に関するものであり，また，血小板減少のみで出血リスクは判断できないことに注意が必要である。詳しくは文献を参照されたい。

Point 2 白血球減少に関しては予防的G-CSF投与が基本となる

- 発熱性好中球減少症発症率が20%以上のレジメンに対するG-CSFの一次予防的投与のみが，肺癌の関連では推奨グレードAである[4]。

- 二次予防的G-CSF投与よりは投与量減量が優先されること，FN患者に対するG-CSFの治療的投与は推奨グレードC1であること[4]に留意する。

❷ 非小細胞肺癌

Point 1 分子標的治療薬（EGFR-TKI）でも血球減少は起こるため，
必要に応じて休薬，減量を考慮

- 第三世代EGFR-TKIであるオシメルチニブでは，日本人サブセットでG3以上の白血球減少が8.6%，貧血が4.9%に発現した[5]。

- そのほかのEGFR-TKIやアレクチニブでも血球減少は1〜2割で報告されているが，FNの報告はきわめて少ない。

Point 2 ICIによる血液毒性は少ないが，皆無ではない

- ICIによる前向き介入試験に登録された患者20,128人のメタアナリシスでは，血液毒性の頻度は少ないものの，致死的血液

毒性も5例発生している[6]。

● 特発性血小板減少性紫斑病などのirAEは複数報告されている。

● 自己免疫が関与すると考えられる血液疾患（特発性血小板減少性紫斑病など）を有する患者に対するICIの安全性に関する報告はほとんど存在しない。

● G-CSFは骨髄由来抑制細胞（MDSC）の分化誘導にかかわるとする研究が複数存在するが，G-CSF製剤とICIの併用に関する臨床上の安全性，効果に対する影響は不明である。

Point 3 細胞傷害性抗癌薬によるFNの頻度は全体的に高くないが，DTX＋ラムシルマブは注意

● FNの頻度が高い細胞傷害性抗癌薬としてCBDCA＋PTX（18%，FACS試験）と，DTX＋ラムシルマブ（34%）[7]が知られる。

● 複数の後ろ向き研究で，PEG-G-CSF併用によりDTX＋ラムシルマブのFN頻度を大幅に低くできると報告されており，併用が推奨される。

Point 4 細胞傷害性抗癌薬による日本人/高齢者の血液毒性には注意が必要

● 高齢者非扁平/扁平NSCLCに対するプラチナ併用療法とDTX単剤の比較国内第Ⅲ相試験（JCOG1210/WJOG7813L，CAPITAL）で，**DTX単剤のFN頻度が15%以上**と報告された。従来いわれていたとおり，高齢者の血液毒性の高さが示された。

● **CBDCA＋PEM療法**もG3以上の好中球減少29.4%，血小板減少25.7%であり，PEMレジメンでも血液毒性に注意を要する。

● **CBDCA＋nab-PTX療法**では，G3以上の貧血が39.0%にみられ，ほとんどの症例で用量変更または投与スケジュールの調整が必要であったと報告されている。

● **高齢者に対するCBDCA＋nab-PTX療法**に関しては，nab-PTXの用量を$75mg/m^2$に減量する方法，3投1休にする方法がわが国のNJLCGおよびOSAKA-LCSGから報告されており，CAPITALの結果と併せて考慮に値する選択肢である。

Point 5 日本人では化学療法＋ICIの血液毒性は外国人より多い

● 化学療法＋ICIの血液毒性は化学療法＋プラセボより多いと報告されている。PMDAの審査報告書によれば，海外の患者に比してその頻度が10%以上高い可能性が示唆されている。

③ 小細胞肺癌

Point 1 SCLCレジメンはFNの頻度が高い[2]

● ただし，**プラチナ製剤＋ETP療法**は前向き介入試験において

好中球減少が高率かつGradeが高いとされていたが，2000年以前に確立されたためFNの頻度の報告がなかった。

- IMpower133試験において，日本人サブセットのFN頻度の報告がなされ[8]，CBDCA＋ETP＋プラセボ群（n＝22）18.2%，CBDCA＋ETP＋アテゾリズマブ群（n＝20）5%であった。
- CASPIAN試験の日本人サブセットについてPMDAの審査報告書にFN頻度の記載があり，プラチナ＋ETP群（n＝16）18.8%，プラチナ＋ETP＋デュルバルマブ群（n＝18）33.3%であった。
- すなわち，プラチナ製剤併用療法，化学療法＋ICIのFN頻度は15%以上と考えられる。

 Point 2　好中球減少に対する対応は手探りである

- ガイドラインに従えば，多くのSCLCに対する化学療法は少なくとも「FN発症または重症化のリスクが高いと考えられる因子をもつ患者ではG-CSFの一次予防的投与が考慮」となる。
- 高齢，喫煙者の多いSCLC患者の多くはFNの高リスクである。
- ただし，前述のとおりICIとG-CSF製剤を併用する安全性と有効性は不明である。
- **高齢者に対するCBDCA＋ETP療法**は，JCOG9702試験をもとに，CBDCA AUC 5，ETP 80mg/m^{2}が推奨される。ただし，JCOG9702試験のもととなった第Ⅱ相試験はCBDCA AUC 5，ETP 100mg/m^{2}で行い，Gradeの高い好中球減少が出た[9]。これを踏まえてJCOG9702試験でETPが減量されたが，ETPの減量で好中球減少の頻度，深さは変わらなかった。
- 別途わが国で高齢者を対象に行われた第Ⅰ相試験ではCBDCA AUC 4，ETP 100mg/m^{2}が推奨用量となった[10]。
- IMpower133試験では血液毒性に対してはCBDCAを減量するようプロトコールに記載されており，用量設定はこれらのことを念頭に置く必要がある。　　　　　　　　　（齋藤　合，鈴木拓児）

4
基礎疾患　血液疾患

文献
1)　厚生労働省医薬・生活衛生局. 血液製剤の使用指針, 平成31年3月.
2)　田中昭志, ほか. 日輸血細胞治療会誌 2013; 59: 48-57.
3)　高見昭良, ほか. 日輸血細胞治療会誌 2019; 65: 544-61.
4)　日本癌治療学会, 編. G-CSF適正使用ガイドライン2013年版 Ver.5. 2018.
5)　Hirashima T, et al. Cancer Sci 2019; 110: 2884-93. PMID: 31265163
6)　Wang Y, et al. JAMA Oncol 2019; 5: 1008-19. PMID: 31021376
7)　Yoh K, et al. Lung Cancer 2016; 99: 186-93. PMID: 27565938
8)　Nishio M, et al. Clin Lung Cancer 2019; 20: 469-76.e1. PMID: 31466854
9)　Okamoto H, et al. J Clin Oncol 1999; 17: 3540-5. PMID: 10550152
10)　Fukuda M, et al. Cancer Chemother Pharmacol 2006; 58: 601-6. PMID: 16463061

気道狭窄

❶ 気道狭窄合併肺癌

Point 1 病態，病変の局在，病状進行の速度や，
薬物・放射線に対する感受性を踏まえて治療方針を検討する

● 局所的な場合とびまん性に狭窄をきたす場合がある。

　・気管内腔のみに発育する病変による狭窄
　　（内腔型狭窄：intraluminal type）。
　・気管外周囲病変による壁外性圧迫を伴う狭窄
　　（外圧型狭窄：extraluminal type）。
　・壁外から内腔に浸潤している混合性の狭窄
　　（混合型狭窄：mixed obstruction type）[1]。

Point 2 咳嗽，喀痰，血痰，呼吸困難といった症状がみられ，重篤な場合，
人工呼吸器管理または全身麻酔下で緊急治療を要する

● 重度であればチアノーゼを認めたり，胃食道といった上部消
化管に影響を与えたりすることがある。

● 気道閉塞を予防する姿勢の工夫が必要な場合がある。

● 理学所見として喘鳴，stridor（吸気性喘鳴），呼吸不全，気道
狭窄音聴取などがみられる。

Point 3 多職種間で治療を検討することが望ましい

● 呼吸器内科医，呼吸器外科医，内視鏡専門医，放射線科医，
麻酔科医，腫瘍内科医などで検討する。標準治療，エビデン
ス，経験，有害事象から，放射線治療や薬物治療が選択され
ることが多い。

● Intraluminal type：小線源照射，光線力学的療法（PDT），
レーザー・電気焼灼，アルゴンプラズマ凝固，スネアによる摘
出，機械的切除などが考慮されることがある。

● Extraluminal type：気管内ステント留置，バルーン拡張など
が考慮されることがある。

Point 4 気道ステントはそのほかの方策を十分に検討したうえで有益性
が期待できる場合に検討する（表）

● 苦痛症状の緩和，呼吸機能の改善，気道閉塞の防止を目的に
行う侵襲的な処置である。

機材名	材質	手技，前処置	特徴
デュモンステント TMステント T-tube	シリコン ポリウレタン フィルム	硬性気管支鏡 全身麻酔 X透視下	抜去可能 強固な内腔保持力 ストレートタイプ，Y字タイプ
スパイラルZステント ウルトラフレックスステント	自己拡張型金属（形状記憶合金）	軟性気管支鏡 局所麻酔 X透視下	回収困難 自己拡張 屈曲や径が異なる場合にもfitしうる 網目構造の隙間から腫瘍がはみだすことがあり，防止する目的でポリウレタン膜によってカバーされたcovered stentがある
AEROハイブリッドステント	自己拡張型金属（形状記憶合金）	軟性気管支鏡 局所麻酔 X透視下	自己拡張 抜去可能 上記2つのハイブリッド型

- 適応は気管〜主葉気管支までの中枢気道である。主に50％以上の外圧性あるいは混合性の狭窄，予後の見込みがある，遠位側に通気が保たれていてガイドワイヤーを通すことができる，が条件である。
- 気道粘膜の線毛運動障害や，ステントの移動・逸脱，再狭窄，穿孔，肉芽形成，閉塞，感染，疼痛，喀血などの合併症，死亡の懸念がある。

② 気道狭窄合併小細胞肺癌

Point 1　LD-SCLCでは，可能な限り根治治療を目標とする

- 根治照射が不可能な場合には，化学療法単独で治療し，縮小後に放射線根治照射の併用を検討することもある。
- 放射線照射と併用する可能性を踏まえ，プラチナ製剤＋ETPレジメンが選択されることが多い。

Point 2　ED-SCLCでは必要に応じ放射線姑息照射，化学療法を検討する

- プラチナ製剤＋ETP±ICIが考慮される。
- ICIを併用できない場合にはプラチナ製剤＋ETPもしくはCPT-11といった細胞傷害性抗癌薬を投与する。

Point 3　上大静脈症候群を伴う場合の化学療法では，CBDCAを選択する

- 上大静脈血流の減少または途絶による頭頸部，両上肢，体幹部からの静脈還流障害に伴う症候群で，癌緊急症である。

Point 4 化学療法や放射線療法の感受性が高いこと，疾患の進行速度や予後を踏まえて，interventionが試みられることは少ない

- PDTやステントが有効であったとする報告も存在するが，メリットとデメリットを十分に吟味したうえで検討する[2]。

❸ 気道狭窄合併非小細胞肺癌

Point 1 組織型では扁平上皮癌でみられやすい

- 腫瘍の直接浸潤により気管や食道などの既存構造が破壊されることがある。

Point 2 局所進行性NSCLCでは可能な限り治癒を目指す

- CRTおよびICIにより根治を目指す。
- CRTは同時に施行するほうがより高い効果を望める。

Point 3 進行期NSCLCでは必要に応じ放射線姑息照射による症状緩和

- PSや合併症などの背景因子や病態，進行速度を考慮のうえ，薬物治療を検討する。
- *EGFR，ALK，ROS1，MET，BRAF，NTRK*などの遺伝子変異/転座陽性の場合には，奏効率の高い分子標的治療薬が1次治療として試みられる。PS不良でもPSの改善が期待できる[3,4]。
- 中枢気道からの出血リスクが高い場合には**血管新生阻害薬の投与は避ける**。

Point 4 薬物療法や放射線治療が不可能もしくは効果不良の場合には，気管支鏡interventionを考慮することがある

- 苦痛症状の緩和，QOLの向上，呼吸機能の改善，気道閉塞の防止を目的とする。
- PDTやYAGレーザー治療を放射線治療や化学療法と併用することで生存期間延長効果が期待できるという報告がある[5,6]。
- 適応についてはその合併症やリスク，予後などを踏まえ，慎重に吟味する。　　　　　　　　　　　　　　　　（毛利篤人）

文献
1) Ernst A, et al. Chest 2003; 123: 1693-717. PMID: 12740291
2) Suzuki F, et al. Photodiagnosis Photodyn Ther 2016; 16: 169-71. PMID: 27578561
3) Inoue A, et al. J Clin Oncol 2009; 27: 1394-400. PMID: 19224850
4) Iwama E, et al. J Thorac Oncol 2017; 12: 1161-6. PMID: 28238961
5) Chhatre S, et al. Cancers (Basel) 2021; 13: 803. PMID: 33671863
6) Han CC, et al. J Thorac Oncol 2007; 2: 59-64. PMID: 17410011

胸水, 心囊液

❶ 胸水

- 癌性胸水には症状コントロール目的で胸水ドレナージや胸膜癒着術を行うことが一般的である。肺癌診療ガイドライン2021においても，推奨の強さ1,エビデンスレベルAで推奨されているが，1次治療開始が遅れたり，再貯留すると全身化学療法の休薬が必要になるなど，治療の継続に支障をきたすケースがある。

- 初回診断時に微量胸水を含む**胸水貯留を認めたⅣ期NSCLC患者はおよそ半数**であったという報告がある[1]。癌性胸水を合併した患者は,胸膜の痛みや呼吸困難,咳などの,ADLの低下につながる症状を有することが多く,できるだけ早く改善する必要がある。

- SCLCは1次治療は奏効することが多く，少量の胸水ではドレナージせずに抗癌薬治療を行うこともある。

Point 1 癌性胸水はICI治療の予後不良因子である

- 近年ICIが治療の主流となっており，処方機会も増えている。過去のサブグループ解析や後ろ向き試験から，癌性胸水を有していることもICI治療の予後不良因子となっており，胸水を上手にコントロールすることが肺癌治療を行ううえで重要である[2]。

Point 2 胸水形成にVEGFが関与している可能性がある

- 血管内皮増殖因子（VEGF）は血管透過性を亢進し，肺癌患者における胸水形成の亢進に影響している可能性がわかっている[3]。また，癌以外の疾患に伴う滲出性胸水や漏出性胸水と比べ，癌性胸水は胸水中のVEGF濃度が高いと報告されている[4]。

- NSCLCはベバシズマブの使用が可能であり，過去の報告から胸膜癒着術よりも胸水コントロール率が良好である。ベバシズマブを含む抗癌薬治療（**表**）が胸水コントロールの選択肢となりうる。このため，1次治療におけるICI＋抗癌薬は**CBDCA＋PTX＋ベバシズマブ＋アテゾリズマブ**を考慮する。癌性心膜炎や悪性腹水症例にも有効である。

Point 3 血管新生阻害薬＋EGFR-TKIが有効である可能性がある

- *EGFR*陽性例にはEGFR-TKIが1次治療として使われるが,単独では胸水症例には効果が落ちるとの報告がある。血管新生阻害薬＋EGFR-TKIが有効となる可能性がある[5]。

治療		症例数	胸水制御率 （制御日数）
胸水穿刺[6]		130	2%（30日）
胸水ドレナージ[6]		79	18%（30日）
胸膜癒着術	BLM[7]	35	68.6%（4週）
	ピシバニール（OK-432）[7]	33	75.8%（4週）
	タルク[8]	30	83.3%（30日）
ベバシズマブを 含む化学療法	CBDCA＋PTX＋ベバシズマブ[9]	23	91.3%（8週）
	CBDCA＋PEM＋ベバシズマブ[10]	28	92.9%（8週）
	CBDCA＋nab-PTX＋ベバシズマブ[11]	12	100%（4週）

❷ 心囊液

- 有症状の癌性心膜炎は心囊ドレナージの適応となるが，心膜癒着術について大規模な臨床試験はなく，治療は確立していない。

BLMが有効である可能性がある

- JCOG9811試験においては，BLMの心膜癒着術が経過観察と比べ，2カ月時点での心囊液の増悪を伴わない生存率が46% vs. 29%と良好な傾向にあることが報告されている。
- 悪性心囊液の予後は一般的に不良であり，OS中央値は3カ月未満とされている。特に，細胞診陽性例の予後は不良である。

まずは心囊ドレナージを行い，その後抗癌薬治療を考慮する

- 心タンポナーデによる循環不全は致命的になりうるため，オンコロジックエマージェンシーに分類される。ただ，処置により劇的な症状緩和が得られる場合が多い。
- 抗癌薬治療前であっても，まずは心囊ドレナージを行う。その後の抗癌薬治療は，悪性胸水の治療に準じ，ベバシズマブを含むレジメンを考慮するのが望ましい。　　　　　　（田宮基裕）

文献

1) Ryu JS, et al. J Clin Oncol 2014; 32: 960-7. PMID: 24550423
2) Shibaki R, et al. Thorac Cancer 2019; 10: 815-22. PMID: 30762312
3) Dvorak HF. J Clin Oncol 2002; 20: 4368-80. PMID: 12409337
4) Yanagawa H, et al. Cancer Immunol Immunother 1999; 48: 396-400. PMID: 10501853
5) Atagi S, et al. Future Oncol. 2016; 12: 2117-26. PMID: 27267081
6) DeCamp MM, et al. Chest 1997; 112: 291S-5S. PMID: 9337306
7) Yoshida K, et al. Lung Cancer 2007; 58: 362-8. PMID: 17716779
8) Saka H, et al. Jpn J Clin Oncol 2018; 48: 376-81. PMID: 29528450
9) Tamiya M, et al. Med Oncol 2013; 30: 676. PMID: 23925664
10) Usui K, et al. Lung Cancer 2016; 99: 131-6. PMID: 27565928
11) Tamiya M, et al. Invest New Drugs 2021; 39: 1106-12. PMID: 33544282

抗癌薬治療の適応をよく検討する必要がある患者像

　当院では癌薬物療法を受けている患者のうち，将来的に通院困難になる可能性がある患者の早期拾い上げを通院治療センタースタッフが行っている。リスク因子というほど確たるエビデンスのあるものではないが，**表**の項目に当てはまる患者は将来的に治療の継続が難しくなる可能性があると考え，多職種で包括的なケアを行っている。該当する患者は事前に抗癌薬治療の適応をよく検討する必要がある患者群であるともいえる。

　本項では主に社会的背景に注目して記載する。各臓器機能低下に伴う抗癌薬治療の可否については別項目を参考にされたい。

表　治療継続困難となるリスクのある患者の拾い上げ
（埼玉医科大学国際医療センター 通院治療センター 玉木秀子看護師長）
外来看護相談，初回治療時に拾い上げ，ケアカンファレンスを実施，治療継続を支援する。

- ・高齢独居（75歳以上）
- ・通院に支障がある
- ・認知機能に問題がある，精神疾患の既往
- ・家庭環境に問題がある（介護・育児・虐待を疑う）
- ・経済的な問題を抱えている
- ・外国籍

Point 1 高齢独居（75歳以上）で通院に支障がある

　2019年の人口動態統計がん死亡データでは，肺癌が部位別癌死亡患者数の1位である[1]。罹患者の約5割，死亡者の約6割が75歳以上の高齢者である。また，人口10万対罹患率および死亡率の年次推移でも，その数は年々増加傾向である[1]。「肺癌診療ガイドライン」では，75歳以上を高齢患者と定義しているが，「暦年齢のみで薬物療法の対象外とするべきではない」としており，治療選択にあたってはPSや臓器機能などを総合的に評価したうえで決定する必要がある[2]。

　近年では**高齢者機能評価（geriatric assessment：GA）**が推奨されている。PSのみでは評価できない問題点を抽出可能であるとされており[3]，身体機能，併存症，栄養状態，認知機能，ポリファーマシー，精神状態，社会的サポートの7つの項目を多方面から評価する[3]。

上述の社会的サポートに含まれるが，支援可能な家族あるいは支援者（キーパーソン）の存在は特に重要である。治療内容も含め，通院での治療継続が可能か事前によく話し合う必要がある。当院では通院に1時間以上を要する患者を「通院にリスクのある患者」と考えて対応している。進行に伴い通院困難になった場合，緩和ケア期に移行した場合に，地域での受け皿があるかどうかは，治療開始前に確認・相談しておくことが望ましい。

認知機能に問題がある，精神疾患の既往がある

　認知機能低下のある患者では治療決定に難渋することが多い。認知症の診断歴，治療歴の確認はまず行うべきである。治療前に**ミニメンタルステート検査（MMSE）**などで客観的に評価する必要があるが，具体的に何点以下は抗癌薬治療の適応にならないといった基準はない。抗癌薬治療は副作用を避けられないため，リスクへの理解度は重要である。理解度が低くても治療が可能あるいは必要とする状態は多々あるので，その場合はサポートする家族，キーパーソンへの説明を入念に行う必要がある。

　精神疾患も同様である。精神科に通院歴のある場合は，担当医に現在の精神状態をよく確認しておく。入院治療が必要な場合は，病棟スタッフにも精神疾患の状態を周知しておく必要がある。また，病状の説明や治療決定の際には担当医のみでなく，必ず第三者が立ち会うことが重要である。

家庭環境に問題がある（介護・育児・虐待を疑う）

　患者本人が親などの家族の介護を行っている状況にもよく遭遇する。この場合は早い段階でソーシャルワーカーと協働し，患者本人の介護負担軽減を図る必要がある。

　ALK融合遺伝子転座陽性肺癌など，比較的若年者に発症する肺癌では育児中のケースもある。分子標的薬内服や短時間の免疫チェックポイント阻害薬（ICI）点滴など，通院が主体の治療では両立可能だが，担当医は投薬の形態が変わっても治療継続が可能かを考えながら治療戦略を立てる必要がある。入院が必要となった場合，育児を代替できる環境があるかも配慮が必要である。これらは診断から間もない段階での環境調整が望ましい。

　まれではあるが，患者本人が家族などから虐待を受けているケースがある。虐待が疑われる場合は医療安全上の問題として，各施設の医療安全部門やソーシャルワーカーと協議し，患者本人が安心して治療を継続できる環境を整える必要がある。

Point 4 経済的な問題を抱えている

分子標的薬やICIなど，患者の治療費の負担は増えている。肺癌の薬物治療の場合，多くは高額療養費制度の上限に達するため支払いは一定額になることが多いが，年齢や年収により自己負担額もさまざまであることは認識しておく必要がある[4]。

患者から治療費の支払いが難しいと相談を受けることもある。治療開始前にどれくらいの費用が発生するのか，また控除が受けられるかなどを確認しておくことが望ましい[5,6]。患者に経済的不安や不明点がある場合は，各施設のがん相談支援センターや医事部門に相談する。

Point 5 外国籍である

2019末〜2020年はCOVID-19感染の状況に伴い，在留外国人数は減少したが，2012年末からは一貫して増加傾向であった[7]。当院でも同様の傾向である。抗癌薬には副作用発症と治療関連死亡のリスクがあるため，言語的な障壁によるコミュニケーションエラーは避けなければならない。患者本人がある程度日本語でコミュニケーションがとれる場合や，日本語ができる家族や知人の同伴がある場合は問題ないことが多いが，細かいニュアンスは伝わりにくいことが多い。また，日本語，英語がまったく通じないケースも多々ある。

当院は国際診療支援部門を設けており，英語，中国語に堪能な常勤スタッフが外国籍患者の診療を適宜サポートしている。対応できない言語があれば，医療機関向けの通訳サービスを用いている。**当院ではコニカミノルタ社「MELON」**[8]，**MEDIPHONE社「my mediPhone」**[9]のサポートを受けている。

Point 6 適応は複数名，多職種で検討する

生活様式が多様化するなかで，肺癌患者の背景も大きく変わっていると実感する。医療自体もその変化に適応しなければならない。特に抗癌薬は副作用のリスクを伴うデリケートな治療である。医師は常に患者個々の状態に応じて治療適応を考えなければならないが，「抗癌薬治療の適応がない」という判断することは実に難しい。判断に困るケースでは，担当医のみで決定しないことが重要である。複数名，多職種での検討が求められる時代になっている。

(山口　央)

131

文献

1) がん情報サービス. 最新がん統計. https://ganjoho.jp/reg_stat/statistics/stat/summary.html
2) 日本肺癌学会, 編. 肺癌診療ガイドライン2020年度版. 東京：金原出版：2021.
3) 津端由佳里. 高齢者肺がん治療のコツ. 倉田宝保ほか, 編. 肺がん化学療法 副作用マネジメント プロのコツ. 東京：メジカルビュー社：2019. p375-p380.
4) 厚生労働省. 高額療養費制度を利用される皆さまへ. https://www.mhlw.go.jp/stf/seisakunitsuite/bunya/kenkou_iryou/iryouhoken/juuyou/kougakuiryou/index.html
5) 静岡がんセンター. 医療費のしくみ. https://www.scchr.jp/book/manabi4/manabi4-4.html
6) 静岡がんセンター. 医療費控除のしくみ. https://www.scchr.jp/book/manabi4/manabi4-3.html
7) 出入国在留管理庁. 令和2年末現在における在留外国人数について. https://www.moj.go.jp/isa/publications/press/13_00014.html
8) コニカミノルタ. 医療機関向けコミュニケーション支援サービスMELON. https://www.konicaminolta.jp/melon/
9) MEDIPHONE. my mediPhone. https://mediphone.jp/mymediphone/

第2章
Expert's Regimen
関西医科大学

CDDP+VP-16

投与スケジュール

day	1	2	3	⋯	21
CDDP 80mg/m²	↓				
VP-16 100mg/m²	↓	↓	↓		

経口

day1	アプレピタントカプセル125mg	1Cp
day2, 3	アプレピタントカプセル80mg	1Cp
day4	デカドロン®（デキサメタゾン）錠0.5mg	16錠

注射

day 1	1	生理食塩液100mL アロキシ®（パロノセトロン）静注0.75mg デカドロン®注射液6.6mg デカドロン®注射液1.65mg	1瓶 1瓶 1瓶 2A	全開
	2	生理食塩液500mL エトポシド点滴静注液（20mg/mL）*1	1瓶 100mg/m²	1.0時間
	3	生理食塩液500mL KLC注10mEqキット（10mL） 硫酸Mg補正液1mEq/mL（20mL）	1瓶 1キット 0.4A*2	1.0時間
	4	生理食塩液500mL シスプラチン注（0.5mg/mL）	0.5瓶 80mg/m²	1.0時間
	5	生理食塩液500mL KLC注10mEqキット（10mL）	1瓶 1キット	1.0時間
	6	生理食塩液50mL フロセミド注射液20mg	1瓶 0.5A	全開
day 2, 3	1	生理食塩液100mL デカドロン®注射液6.6mg	1瓶 1瓶	全開
	2	生理食塩液500mL エトポシド点滴静注液（20mg/mL）*1	1瓶 100mg/m²	1.0時間
	3	生理食塩液50mL	1瓶	全開

*1：PVCフリー輸液セットを使用。
*2：硫酸Mg：8mEq=8mL=0.4A

CBDCA+VP-16

投与スケジュール

day	1	2	3	...	21
CBDCA AUC 5	↓				
VP-16 100mg/m² or 80mg/m²	↓	↓	↓		

※ PS 0~2で70歳以下は，VP-16 100mg/m²。
　PS 0~2で71歳以上，またはPS 3は，VP-16 80mg/m²。

経口

day1	アプレピタントカプセル125mg	1Cp
day2, 3	アプレピタントカプセル80mg	1Cp

注射

day 1	1	グラニセトロン点滴静注液3mgバッグ デカドロン®（デキサメタゾン）注射液1.65mg	1袋 3A	全開
	2	生理食塩液500mL エトポシド点滴静注液（20mg/mL）*	1瓶 80 or 100mg/m²	1.0時間
	3	ブドウ糖注射液5% 250mL カルボプラチン点滴静注液（10mg/mL）	1袋 AUC 5	1.0時間
	4	生理食塩液50mL	1瓶	全開
day 2, 3	1	グラニセトロン点滴静注液3mgバッグ デカドロン®注射液1.65mg	1袋 3A	全開
	2	生理食塩液500mL エトポシド点滴静注液（20mg/mL）*	1瓶 80 or 100mg/m²	1.0時間
	3	生理食塩液50mL	1瓶	全開

＊：PVCフリー輸液セットを使用。

1 小細胞肺癌

AMR

投与スケジュール

day	1	2	3	...	21
AMR 40mg/m²	↓	↓	↓		

注射

day 1~3	1	グラニセトロン点滴静注液3mgバッグ デカドロン®（デキサメタゾン）注射液6.6mg	1袋 1瓶	全開
	2	生理食塩液50mL	1瓶	全開
	3	生理食塩液50mL カルセド®（アムルビシン）注射用	1瓶 40mg/m²	全開
	4	生理食塩液50mL	1瓶	全開

小細胞肺癌④

NGT

投与スケジュール

day	1	2	3	4	5	...	21
NGT 1.0mg/m²	↓	↓	↓	↓	↓		

注射

day 1~5	1	生理食塩液100mL デカドロン®（デキサメタゾン）注射液6.6mg	1瓶 1瓶	全開
	2	生理食塩液100mL ハイカムチン®（ノギテカン）注射用	1瓶 1.0mg/m²	0.5時間
	3	生理食塩液50mL	1瓶	全開

CBDCA+VP-16+アテゾリズマブ

投与スケジュール

day	1	2	3	…	21
CBDCA AUC 5	↓				
VP-16 100mg/m²	↓	↓	↓		
アテゾリズマブ 1,200mg/body	↓				

経口

day1	アプレピタントカプセル125mg	1Cp
day2, 3	アプレピタントカプセル80mg	1Cp

注射

day 1	1	生理食塩液50mL	1瓶	全開
	2	生理食塩液250mL テセントリク® (アテゾリズマブ) 点滴静注 (60mg/mL)*1	1袋 1,200mg/body	1.0時間*2
	3	生理食塩液50mL	1瓶	全開
	4	グラニセトロン点滴静注液3mgバッグ デカドロン® (デキサメタゾン) 注射液1.65mg	1袋 3A	全開
	5	生理食塩液500mL エトポシド点滴静注液 (20mg/mL)*3	1瓶 100mg/m²	1.0時間
	6	ブドウ糖注射液5% 250mL カルボプラチン点滴静注液 (10mg/mL)	1袋 AUC 5	1.0時間
	7	生理食塩液50mL	1瓶	全開
day 2, 3	1	グラニセトロン点滴静注液3mgバッグ デカドロン®注射液1.65mg	1袋 3A	全開
	2	生理食塩液500mL エトポシド点滴静注液 (20mg/mL)*3	1瓶 100mg/m²	1.0時間
	3	生理食塩液50mL	1瓶	全開

*1：インラインフィルター (0.2または0.22μm) を使用。
*2：忍容性が良好であれば、2回目以降は0.5時間。
*3：PVCフリー輸液セットを使用。

1
小細胞肺癌

CDDP＋VP-16＋デュルバルマブ

投与スケジュール

day	1	2	3	…	21
CDDP 80mg/m²	↓				
VP-16 100mg/m²	↓	↓	↓		
デュルバルマブ 1,500mg/body	↓				

経口

day1	アプレピタントカプセル125mg	1Cp
day2, 3	アプレピタントカプセル80mg	1Cp
day4	デカドロン®（デキサメタゾン）錠0.5mg	16錠

注射

day 1	1	生理食塩液50mL	1瓶	全開
	2	生理食塩液100mL イミフィンジ®（デュルバルマブ）点滴静注（50mg/mL）[*1, 2]	1袋 1,500mg/body	1.0時間
	3	生理食塩液50mL	1瓶	全開
	4	生理食塩液100mL アロキシ®（パロノセトロン）静注0.75mg デカドロン®注射液6.6mg デカドロン®注射液1.65mg	1瓶 1瓶 1瓶 2A	全開
	5	生理食塩液500mL エトポシド点滴静注液（20mg/mL）[*3]	1瓶 100mg/m²	1.0時間
	6	生理食塩液500mL KCL注10mEqキット（10mL） 硫酸Mg補正液1mEq/mL（20mL）	1瓶 1キット 0.4A[*4]	1.0時間
	7	生理食塩液500mL シスプラチン注（0.5mg/mL）	0.5瓶 80mg/m²	1.0時間
	8	生理食塩液500mL KCL注10mEqキット（10mL）	1瓶 1キット	1.0時間
	9	生理食塩液50mL フロセミド注射液20mg	1瓶 0.5A	全開
day 2, 3	1	生理食塩液50mL デカドロン®注射液6.6mg	1瓶 1瓶	全開
	2	生理食塩液500mL エトポシド点滴静注液（20mg/mL）[*3]	1瓶 100mg/m²	1.0時間
	3	生理食塩液50mL	1瓶	全開

*1：インラインフィルター（0.2または0.22µm）を使用。
*2：希釈後の最終濃度は1〜15mg/mL。
*3：PVCフリー輸液セットを使用。
*4：硫酸Mg：8mEq=8mL=0.4A

CBDCA+VP-16+デュルバルマブ

投与スケジュール

day	1	2	3	…	21
CBDCA AUC 5	↓				
VP-16 80mg/m²	↓	↓	↓		
デュルバルマブ 1,500mg/body	↓				

経口

day1	アプレピタントカプセル125mg	1Cp
day2, 3	アプレピタントカプセル80mg	1Cp

注射

day 1	1	生理食塩液50mL	1瓶	全開
	2	生理食塩液100mL イミフィンジ®（デュルバルマブ）点滴静注 (50mg/mL) *1, 2	1袋 1,500mg/body	1.0時間
	3	生理食塩液50mL	1瓶	全開
	4	グラニセトロン点滴静注液3mgバッグ デカドロン®注射液1.65mg	1袋 3A	全開
	5	生理食塩液500mL エトポシド点滴静注液 (20mg/mL) *3	1瓶 80mg/m²	1.0時間
	6	ブドウ糖注射液5% 250mL カルボプラチン点滴静注液 (10mg/mL)	1袋 AUC 5	1.0時間
	7	生理食塩液50mL	1瓶	全開
day 2, 3	1	グラニセトロン点滴静注液3mgバッグ デカドロン®注射液1.65mg	1袋 3A	全開
	2	生理食塩液500mL エトポシド点滴静注液 (20mg/mL) *3	1瓶 80mg/m²	1.0時間
	3	生理食塩液50mL	1瓶	全開

*1：インラインフィルター（0.2または0.22μm）を使用。

*2：希釈後の最終濃度は1〜15mg/mL。

*3：PVCフリー輸液セットを使用。

1 小細胞肺癌

CDDP+CPT-11

投与スケジュール

day	1	⋯	8	⋯	15	⋯	28
CDDP 60mg/m²	↓						
CPT-11 60mg/m²	↓		↓		↓		

経口

day1	アプレピタントカプセル125mg	1Cp
day2, 3	アプレピタントカプセル80mg デカドロン®（デキサメタゾン）錠0.5mg	1Cp 16錠
day4, 9, 10, 16, 17	デカドロン®錠0.5mg	16錠

注射

day 1	1	生理食塩液100mL アロキシ®（パロノセトロン）静注0.75mg デカドロン®注射液6.6mg デカドロン®注射液1.65mg	1瓶 1瓶 1瓶 2A	全開
	2	生理食塩液500mL イリノテカン塩酸塩点滴静注液（20mg/mL）	1瓶 60mg/m²	1.0時間
	3	生理食塩液500mL KCL注10mEqキット（10mL） 硫酸Mg補正液1mEq/mL（20mL）	1瓶 1キット 0.4A*	1.0時間
	4	生理食塩液500mL シスプラチン注（0.5mg/mL）	0.5瓶 80mg/m²	1.0時間
	5	生理食塩液500mL KCL注10mEqキット（10mL）	1瓶 1キット	1.0時間
	6	生理食塩液50mL フロセミド注射液20mg	1瓶 0.5A	全開
day 8, 15	1	グラニセトロン点滴静注液3mgバッグ デカドロン®注射液6.6mg デカドロン®注射液1.65mg	1袋 1瓶 2A	全開
	2	生理食塩液500mL イリノテカン塩酸塩点滴静注液（20mg/mL）	1瓶 60mg/m²	1.0時間
	3	生理食塩液50mL	1瓶	全開

*1：硫酸Mg：8mEq=8mL=0.4A

PEI

投与スケジュール

day	1	2	3	⋯	8	⋯	14
CDDP 25mg/m²	↓				↓		
VP-16 60mg/m²	↓	↓	↓				
CPT-11 90mg/m²					↓		

※ 2週間を1サイクルとして5サイクルまで。

経口

day9, 10	デカドロン®(デキサメタゾン)錠0.5mg	16錠

注射

day 1	1	生理食塩液100mL アロキシ®(パロノセトロン)静注0.75mg デカドロン®注射液6.6mg デカドロン®注射液1.65mg	1瓶 1瓶 1瓶 2A	全開
	2	生理食塩液500mL エトポシド点滴静注液(20mg/mL)*	1瓶 60mg/m²	1.0時間
	3	生理食塩液500mL シスプラチン注(0.5mg/mL)	1瓶 25mg/m²	1.0時間
	4	生理食塩液50mL	1瓶	全開
day 2, 3	1	生理食塩液100mL デカドロン®注射液6.6mg	1瓶 1瓶	全開
	2	生理食塩液500mL エトポシド点滴静注液(20mg/mL)*	1瓶 60mg/m²	1.0時間
	3	生理食塩液50mL	1瓶	全開
day 8	1	生理食塩液100mL アロキシ®静注0.75mg デカドロン®注射液6.6mg デカドロン®注射液1.65mg	1瓶 1瓶 1瓶 2A	全開
	2	生理食塩液500mL イリノテカン塩酸塩点滴静注液(20mg/mL)	1瓶 90mg/m²	1.5時間
	3	生理食塩液500mL シスプラチン注(0.5mg/mL)	1瓶 25mg/m²	1.0時間
	4	生理食塩液50mL	1瓶	全開

*:PVCフリー輸液セットを使用。

CPT-11

投与スケジュール

day	1	…	8	…	15	…	28
CPT-11 100mg/m²	↓		↓		↓		

経口

day2, 3, 9, 10, 16, 17	デカドロン®（デキサメタゾン）錠0.5mg	16錠

注射

day 1, 8, 15	1	グラニセトロン点滴静注液3mgバッグ デカドロン®注射液6.6mg デカドロン®注射液1.65mg	1袋 1瓶 2A	全開
	2	生理食塩液500mL イリノテカン塩酸塩点滴静注液（20mg/mL）	1瓶 100mg/m²	1.5時間
	3	生理食塩液50mL´	1瓶	全開

weekly CBDCA+weekly PTX+ 同時胸部放射線

投与スケジュール

day	1	⋯	8	⋯	15	⋯	22	⋯	29	⋯	36	⋯	42
CBDCA AUC 2	↓		↓		↓		↓		↓		↓		
PTX 40mg/m²	↓		↓		↓		↓		↓		↓		
胸部放射線	60Gy/30fr												

注射

day 1,8, 15,22, 29,36	1	グラニセトロン点滴静注液3mgバッグ ファモチジン注射用20mg デカドロン®（デキサメタゾン）注射液6.6mg ポララミン®（クロルフェニラミン）注5mg	1袋 1A 1瓶(day1のみ3瓶) 1A	0.5時間
	2	ブドウ糖注射液5% 250mL パクリタキセル注（6mg/mL）*	1袋 40mg/m²	1.0時間
	3	ブドウ糖注射液5% 250mL カルボプラチン点滴静注液（10mg/mL）	1袋 AUC 2	1.0時間
	4	生理食塩液50mL	1瓶	全開

＊：PVCフリー輸液セットを使用。

2 非小細胞肺癌（局所進行期, Ⅲ期）

CDDP＋DTX＋同時胸部放射線 （OLCSG0007試験）

投与スケジュール

day	1	…	8	…	28
CDDP 40mg/m²	↓		↓		
DTX 40mg/m²	↓		↓		
胸部放射線	60Gy/30fr				

4週間を1サイクルとして2サイクルまで。

経口

day1,8	アプレピタントカプセル125mg	1Cp
day2, 3, 9, 10	アプレピタントカプセル80mg デカドロン®（デキサメタゾン）錠0.5mg	1Cp 16錠
day4, 11	デカドロン®錠0.5mg	16錠

注射

day 1, 8	1	生理食塩液100mL アロキシ®（パロノセトロン）静注0.75mg デカドロン®注射液6.6mg デカドロン®注射液1.65mg	1瓶 1瓶 1瓶 2A	全開
	2	ブドウ糖注射液5% 250mL ドセタキセル点滴静注液（10mg/mL）	1袋 40mg/m²	1.0時間
	3	生理食塩液500mL シスプラチン注（0.5mg/mL）	0.5瓶 40mg/m²	1.0時間
	4	生理食塩液50mL	1瓶	全開

CDDP＋S-1＋同時胸部放射線（WJOG5008L試験）

投与スケジュール

day	1	⋯	15	⋯	28
CDDP 60mg/m²	↓				
S-1 80mg/m²/day	夕 ↓ ↓ ↓	………	↓ ↓ ↓ 朝		
胸部放射線	60Gy/30fr				

4週間を1サイクルとして4サイクルまで。

経口

day1~15	ティーエスワン®（テガフール・ギメラシル・オテラシルカリウム）配合OD錠T*¹	80mg/m²/day
day1	アプレピタントカプセル125mg	1Cp
day2, 3	アプレピタントカプセル80mg デカドロン®（デキサメタゾン）錠0.5mg	1Cp 16錠
day4	デカドロン®錠0.5mg	16錠

*1：開始時間 夕食後。

注射

day 1	1	生理食塩液100mL アロキシ®（パロノセトロン）静注0.75mg デカドロン®注射液6.6mg デカドロン®注射液1.65mg	1瓶 1瓶 1瓶 2A	全開
	2	生理食塩液500mL KCL注10mEqキット（10mL） 硫酸Mg補正液1mEq/mL（20mL）	1瓶 1キット 0.4A*²	1.0時間
	3	生理食塩液500mL シスプラチン注（0.5mg/mL）	0.5瓶 60mg/m²	1.0時間
	4	生理食塩液500mL KCL注10mEqキット（10mL）	1瓶 1キット	1.0時間
	5	生理食塩液50mL フロセミド注射液20mg	1瓶 0.5A	全開

*2：硫酸Mg：8mEq=8mL=0.4A

CDDP＋VNR＋同時胸部放射線

投与スケジュール

day	1	…	8	…	28
CDDP 80mg/m²	↓				
VNR 20mg/m²	↓		↓		
胸部放射線	60Gy/30fr				

4週間を1サイクルとして4サイクルまで。

経口

day1	アプレピタントカプセル125mg	1Cp
day2, 3	アプレピタントカプセル80mg デカドロン®（デキサメタゾン）錠0.5mg	1Cp 16錠
day4	デカドロン®錠0.5mg	16錠

注射

day 1	1	生理食塩液100mL アロキシ®（パロノセトロン）静注0.75mg デカドロン®注射液6.6mg デカドロン®注射液1.65mg	1瓶 1瓶 1瓶 2A	全開
	2	生理食塩液100mL ロゼウス®（ビノレルビン）静注液（10mg/mL）	1瓶 20mg/m²	全開
	3	生理食塩液500mL KCL注10mEqキット（10mL） 硫酸Mg補正液1mEq/mL（20mL）	1瓶 1キット 0.4A*	1.0時間
	4	生理食塩液500mL シスプラチン注（0.5mg/mL）	0.5瓶 80mg/m²	1.0時間
	5	生理食塩液500mL KCL注10mEqキット（10mL）	1瓶 1キット	1.0時間
	6	生理食塩液50mL フロセミド注射液20mg	1瓶 0.5A	全開
day 8	1	生理食塩液100mL デカドロン®注射液1.65mg	1瓶 2A	全開
	2	生理食塩液100mL ロゼウス®静注液（10mg/mL）	1瓶 20mg/m²	全開
	3	生理食塩液50mL	1瓶	全開

＊：硫酸Mg：8mEq＝8mL＝0.4A

根治的化学放射線療法後の デュルバルマブ維持療法

投与スケジュール

day	1	…	14
デュルバルマブ 10mg/kg	↓		

最長12カ月間。

注射

day 1	1	生理食塩液50mL	1瓶	全開
	2	生理食塩液100mL イミフィンジ® （デュルバルマブ） 点滴静注 （50mg/mL）*1, 2	1瓶 10mg/kg	1.0時間
	3	生理食塩液50mL	1瓶	全開

*1：インラインフィルター（0.2または0.22μm）を使用。
*2：希釈後の最終濃度は1〜15mg/mL。

プラチナを含む2剤併用療法①

CDDP+VNR

投与スケジュール

day	1	...	8	...	21
CDDP 80mg/m²	↓				
VNR 25mg/m²	↓		↓		

経口

day1	アプレピタントカプセル125mg	1Cp
day2, 3	アプレピタントカプセル80mg デカドロン®（デキサメタゾン）錠0.5mg	1Cp 16錠
day4	デカドロン®錠0.5mg	16錠

注射

day 1	1	生理食塩液100mL アロキシ®（パロノセトロン）静注0.75mg デカドロン®注射液6.6mg デカドロン®注射液1.65mg	1瓶 1瓶 1瓶 2A	全開
	2	生理食塩液100mL ロゼウス®静注液（ビノレルビン）（10mg/mL）	1瓶 25mg/m²	全開
	3	生理食塩液500mL KCL注10mEqキット（10mL） 硫酸Mg補正液1mEq/mL（20mL）	1瓶 1キット 0.4A*	1.0時間
	4	生理食塩液500mL シスプラチン注（0.5mg/mL）	0.5瓶 80mg/m²	1.0時間
	5	生理食塩液500mL KCL注10mEqキット（10mL）	1瓶 1キット	1.0時間
	6	生理食塩液50mL フロセミド注射液20mg	1瓶 0.5A	全開
day 8	1	生理食塩液100mL デカドロン®注射液1.65mg	1瓶 2A	全開
	2	生理食塩液100mL ロゼウス®静注液（10mg/mL）	1瓶 25mg/m²	全開
	3	生理食塩液50mL	1瓶	全開

＊：硫酸Mg：8mEq＝8mL＝0.4A

プラチナを含む2剤併用療法②
CBDCA+PTX±ベバシズマブ

投与スケジュール

day	1	⋯	21
CBDCA AUC 6	↓		
PTX 200mg/m²	↓		
ベバシズマブ 15mg/kg	↓		

経口

day1	アプレピタントカプセル125mg	1Cp
day2, 3	アプレピタントカプセル80mg デカドロン®（デキサメタゾン）錠0.5mg	1Cp 8錠

注射

day 1	1	生理食塩液100mL アバスチン®（ベバシズマブ）点滴静注用（25mg/mL）	1瓶 15mg/kg	1.5時間*¹
	2	生理食塩液100mL アロキシ®（パロノセトロン）静注0.75mg ファモチジン注射用20mg デカドロン®注射液6.6mg ポララミン®（クロルフェニラミン）注5mg	1瓶 1瓶 1A 3瓶 1A	0.5時間
	3	生理食塩液500mL パクリタキセル注（6mg/mL）*²	1瓶 200mg/m²	3.0時間
	4	ブドウ糖注射液5% 250mL カルボプラチン点滴静注液（10mg/mL）	1袋 AUC 6	1.0時間
	5	生理食塩液50mL	1瓶	全開

*1：忍容性が良好であれば，2回目は1.0時間，3回目以降は0.5時間。
*2：PVCフリー輸液セットを使用。

プラチナを含む2剤併用療法③
CDDP+DTX

投与スケジュール

day	1	...	21
CDDP 80mg/m²	↓		
DTX 60mg/m²	↓		

経口

day1	アプレピタントカプセル125mg	1Cp
day2, 3	アプレピタントカプセル80mg デカドロン®（デキサメタゾン）錠0.5mg	1Cp 16錠
day4	デカドロン®錠0.5mg	16錠

注射

day 1	1	生理食塩液100mL アロキシ®（パロノセトロン）静注0.75mg デカドロン®注射液6.6mg デカドロン®注射液1.65mg	1瓶 1瓶 1瓶 2A	全開
	2	ブドウ糖注射液5% 250mL ドセタキセル点滴静注液（10mg/mL）	1袋 60mg/m²	1.0時間
	3	生理食塩液500mL KCL注10mEqキット（10mL） 硫酸Mg補正液1mEq/mL（20mL）	1瓶 1キット 0.4A*	1.0時間
	4	生理食塩液500mL シスプラチン注（0.5mg/mL）	0.5瓶 80mg/m²	1.0時間
	5	生理食塩液500mL KCL注10mEqキット（10mL）	1瓶 1キット	1.0時間
	6	生理食塩液50mL フロセミド注射液20mg	1瓶 0.5A	全開

＊：硫酸Mg：8mEq=8mL=0.4A

プラチナを含む2剤併用療法④
CDDP+GEM

投与スケジュール

day	1	…	8	…	21
CDDP 80mg/m²	↓				
GEM 1,000mg/m²	↓		↓		

経口

day1	アプレピタントカプセル125mg	1Cp
day2, 3	アプレピタントカプセル80mg デカドロン®（デキサメタゾン）錠0.5mg	1Cp 16錠
day4	デカドロン®錠0.5mg	16錠

注射

day 1	1	生理食塩液100mL アロキシ®（パロノセトロン）静注0.75mg デカドロン®注射液6.6mg デカドロン®注射液1.65mg	1瓶 1瓶 1瓶 2A	全開
	2	ブドウ糖注射液5% 100mL ゲムシタビン点滴静注用	1瓶 1,000mg/m²	0.5時間
	3	生理食塩液500mL KCL注10mEqキット（10mL） 硫酸Mg補正液1mEq/mL（20mL）	1瓶 1キット 0.4A*	1.0時間
	4	生理食塩液500mL シスプラチン注（0.5mg/mL）	0.5瓶 80mg/m²	1.0時間
	5	生理食塩液500mL KCL注10mEqキット（10mL）	1瓶 1キット	1.0時間
	6	生理食塩液50mL フロセミド注射液20mg	1瓶 0.5A	全開
day 8	1	生理食塩液100mL デカドロン®注射液6.6mg	1瓶 1瓶	全開
	2	ブドウ糖注射液5% 100mL ゲムシタビン点滴静注用	1瓶 1,000mg/m²	0.5時間
	3	生理食塩液50mL	1瓶	全開

＊：硫酸Mg：8mEq=8mL=0.4A

プラチナを含む2剤併用療法⑤
CBDCA+GEM

投与スケジュール

day	1	...	8	...	21
CBDCA AUC 5	↓				
GEM 1,000mg/m²	↓		↓		

経口

day1	アプレピタントカプセル125mg	1Cp
day2, 3	アプレピタントカプセル80mg デカドロン®（デキサメタゾン）錠0.5mg	1Cp 8錠

注射

day 1	1	生理食塩液100mL アロキシ®（パロノセトロン）静注0.75mg デカドロン®注射液1.65mg	1瓶 1瓶 3A	全開
	2	ブドウ糖注射液5% 250mL カルボプラチン点滴静注液（10mg/mL）	1袋 AUC 5	1.0時間
	3	ブドウ糖注射液5% 100mL ゲムシタビン点滴静注用	1瓶 1,000mg/m²	0.5時間
	4	生理食塩液50mL	1瓶	全開
day 8	1	生理食塩液100mL デカドロン®注射液6.6mg	1瓶 1瓶	全開
	2	ブドウ糖注射液5% 100mL ゲムシタビン点滴静注用	1瓶 1,000mg/m²	0.5時間
	3	生理食塩液50mL	1瓶	全開

プラチナを含む2剤併用療法⑥
CDDP+S-1（CATS試験）

投与スケジュール

day	1	2	…	8	…	22	…	28 or 35
CDDP 60mg/m²				↓				
S-1 80mg/m²/day	夕 ↓	↓	………			↓	↓ 朝	

※ 28日または35日を1サイクルとして最大6サイクルまで。

経口

day1〜22	ティーエスワン®（テガフール・ギメラシル・オテラシルカリウム）配合OD錠T*¹	80mg/m²/day
day8	アプレピタントカプセル125mg	1Cp
day9, 10	アプレピタントカプセル80mg デカドロン®（デキサメタゾン）錠0.5mg	1Cp 16錠
day11	デカドロン®錠0.5mg	16錠

*1：開始時間 夕食後。

注射

day 8	1	生理食塩液100mL アロキシ®（パロノセトロン）静注0.75mg デカドロン®注射液6.6mg デカドロン®注射液1.65mg	1瓶 1瓶 1瓶 2A	全開
	2	生理食塩液500mL KCL注10mEqキット（10mL） 硫酸Mg補正液1mEq/mL（20mL）	1瓶 1キット 0.4A*²	1.0時間
	3	生理食塩液500mL シスプラチン注（0.5mg/mL）	0.5瓶 60mg/m²	1.0時間
	4	生理食塩液500mL KCL注10mEqキット（10mL）	1瓶 1キット	1.0時間
	5	生理食塩液50mL フロセミド注射液20mg	1瓶 0.5A	全開

*2：硫酸Mg：8mEq=8mL=0.4A

プラチナを含む2剤併用療法⑦
CBDCA＋S-1（LETS試験）

投与スケジュール

day	1	2	⋯	15	⋯	21
CBDCA AUC 5	↓					
S-1 80mg/m²/day	夕 ↓ ↓ ↓		⋯⋯⋯	↓ ↓	↓ 朝	

経口

day1~15	ティーエスワン®（テガフール・ギメラシル・オテラシルカリウム）配合OD錠T*	80mg/m²/day
day1	アプレピタントカプセル125mg	1Cp
day2, 3	アプレピタントカプセル80mg デカドロン®（デキサメタゾン）錠0.5mg	1Cp 8錠

＊：開始時間 夕食後。

注射

day 1	1	生理食塩液100mL アロキシ®（パロノセトロン）静注0.75mg デカドロン®注射液1.65mg	1瓶 1瓶 3A	全開
	2	ブドウ糖注射液5% 250mL カルボプラチン点滴静注液（10mg/mL）	1袋 AUC 5	1.0時間
	3	生理食塩液50mL	1瓶	全開

プラチナを含む2剤併用療法⑧
CDDP+PEM±ベバシズマブ

投与スケジュール

day	1	…	21
CDDP 75mg/m²	↓		
PEM 500mg/m²	↓		
ベバシズマブ 15mg/kg	↓		

※ 治療開始7日前より葉酸0.5mgを1日1回連日経口投与，ビタミンB₁₂を1回1mg筋注する（9週間に1回）。最終のPEM投与日から22日目まで可能な限り投与を継続する。

経口

day1	アプレピタントカプセル125mg	1Cp
day2, 3	アプレピタントカプセル80mg デカドロン®（デキサメタゾン）錠0.5mg	1Cp 16錠
day4	デカドロン®錠0.5mg	16錠

注射

day 1	1	生理食塩液100mL アバスチン®（ベバシズマブ）点滴静注用（25mg/mL）	1瓶 15mg/kg	1.5時間*¹
	2	生理食塩液100mL アロキシ®（パロノセトロン）静注0.75mg デカドロン®注射液6.6mg デカドロン®注射液1.65mg	1瓶 1瓶 1瓶 2A	全開
	3	生理食塩液100mL ペメトレキセド点滴静注液（25mg/mL）	1瓶 500mg/m²	10分
	4	生理食塩液500mL KCL注10mEqキット（10mL） 硫酸Mg補正液1mEq/mL（20mL）	1瓶 1キット 0.4A*²	1.0時間
	5	生理食塩液500mL シスプラチン注（0.5mg/mL）	0.5瓶 75mg/m²	1.0時間
	6	生理食塩液500mL KCL注10mEqキット（10mL）	1瓶 1キット	1.0時間
	7	生理食塩液50mL フロセミド注射液20mg	1瓶 0.5A	全開

*1：忍容性が良好であれば，2回目は1.0時間，3回目以降は0.5時間。
*2：硫酸Mg：8mEq=8mL=0.4A

プラチナを含む2剤併用療法⑨
CBDCA＋PEM±ベバシズマブ

投与スケジュール

day	1	…	21
CBDCA AUC 5	↓		
PEM 500mg/m²	↓		
ベバシズマブ 15mg/kg	↓		

※ 治療開始7日前より葉酸0.5mgを1日1回連日経口投与，ビタミンB₁₂を1回1mg筋注する
（9週間に1回）。最終のPEM投与日から22日目まで可能な限り投与を継続する。

経口

day1	アプレピタントカプセル125mg	1Cp
day2, 3	アプレピタントカプセル80mg デカドロン®（デキサメタゾン）錠0.5mg	1Cp 8錠

注射

day 1	1	生理食塩液100mL アバスチン®（ベバシズマブ）点滴静注用（25mg/mL）	1瓶 15mg/kg	1.5時間*
	2	生理食塩液100mL アロキシ®（パロノセトロン）静注0.75mg デカドロン®注射液1.65mg	1瓶 1瓶 3A	全開
	3	生理食塩液100mL ペメトレキセド点滴静注液（25mg/mL）	1瓶 500mg/m²	10分
	4	ブドウ糖注射液5% 250mL カルボプラチン点滴静注液（10mg/mL）	1袋 AUC 5	1.0時間
	5	生理食塩液50mL	1瓶	全開

＊：忍容性が良好であれば，2回目は1.0時間，3回目以降は0.5時間。

プラチナを含む2剤併用療法⑩
CBDCA+nab-PTX

投与スケジュール

day	1	⋯	8	⋯	15	⋯	21
CBDCA AUC 6	↓						
nab-PTX 100mg/m²	↓		↓		↓		

経口

day1	アプレピタントカプセル125mg	1Cp
day2, 3	アプレピタントカプセル80mg デカドロン®（デキサメタゾン）錠0.5mg	1Cp 8錠

注射

day 1	1	生理食塩液100mL アロキシ®（パロノセトロン）静注0.75mg デカドロン®注射液1.65mg	1瓶 1瓶 3A	全開
	2	生理食塩液100mL アブラキサン®（パクリタキセル アルブミン懸濁型）点滴静注用*	1瓶 100mg/m²	0.5時間
	3	生理食塩液50mL	1瓶	全開
	4	ブドウ糖注射液5% 250mL カルボプラチン点滴静注液（10mg/mL）	1袋 AUC 6	1.0時間
	5	生理食塩液50mL	1瓶	全開
day 8, 15	1	生理食塩液100mL デカドロン®注射液6.6mg	1瓶 1瓶	全開
	2	生理食塩液100mL アブラキサン®点滴静注用*	1瓶 100mg/m²	0.5時間
	3	生理食塩液50mL	1瓶	全開

＊：インラインフィルターは使用しないこと。

化学療法単剤①
DTX＋ラムシルマブ

投与スケジュール

day	1	…	21
DTX　60mg/m²	↓		
ラムシルマブ　10mg/kg	↓		

注射

day 1	1	グラニセトロン点滴静注液3mgバッグ デカドロン®（デキサメタゾン）注射液6.6mg ボララミン®（クロルフェニラミン）注5mg	1袋 1瓶 1A	0.5時間
	2	生理食塩液250mL サイラムザ®（ラムシルマブ）点滴静注液（10mg/mL）*1	1袋 10mg/kg	1.0時間*2
	3	生理食塩液50mL	1瓶	0.25時間
	4	ブドウ糖注射液5% 250mL ドセタキセル点滴静注液（10mg/mL）	1袋 60mg/m²	1.0時間
	5	生理食塩液50mL	1瓶	全開

*1：0.2または0.22µmのフィルターを使用。
*2：忍容性が良好であれば、2回目以降は0.5時間。

化学療法単剤②
DTX

投与スケジュール

day	1	…	21
DTX　60mg/m²	↓		

注射

day 1	1	グラニセトロン点滴静注液3mgバッグ デカドロン®（デキサメタゾン）注射液6.6mg	1袋 1瓶	全開
	2	ブドウ糖注射液5% 250mL ドセタキセル点滴静注液（10mg/mL）	1袋 60mg/m²	1.0時間
	3	生理食塩液50mL	1瓶	全開

化学療法単剤③
PEM

投与スケジュール

day	1	…	21
PEM 500mg/m²	↓		

※ 治療開始7日前より葉酸0.5mgを1日1回連日経口投与，ビタミンB₁₂を1回1mg筋注する（9週間に1回）。最終のPEM投与日から22日目まで可能な限り投与を継続する。

注射

day 1	1	グラニセトロン点滴静注液3mgバッグ デカドロン®（デキサメタゾン）注射液6.6mg	1袋 1瓶	全開
	2	生理食塩液100mL ペメトレキセド点滴静注液（25mg/mL）	1瓶 500mg/m²	10分
	3	生理食塩液50mL	1瓶	全開

化学療法単剤④
S-1（EAST-LC試験）

投与スケジュール

day	1	2	…	29	…	42
S-1 80~120mg/day	夕 ↓	↓ ↓	………	↓ ↓	↓ 朝	

※ 80mg/day（1.25m²未満），100mg/day（1.25m²以上，1.5m²未満），120mg/day（1.5m²以上）

経口

day1~29	ティーエスワン®（テガフール・ギメラシル・オテラシルカリウム）配合OD錠T*	80~120mg/day

＊：開始時間 夕食後。

化学療法単剤⑤
nab-PTX

投与スケジュール

day	1	...	8	...	15	...	21
nab-PTX 100mg/m²	↓		↓		↓		

注射

day 1, 8, 15	1	生理食塩液100mL デカドロン®（デキサメタゾン）注射液6.6mg	1瓶 1瓶	全開
	2	生理食塩液100mL アブラキサン®（パクリタキセル アルブミン懸濁型）点滴静注用*	1瓶 100mg/m²	0.5時間
	3	生理食塩液50mL	1瓶	全開

＊：インラインフィルターは使用しないこと。

化学療法単剤⑥
GEM

投与スケジュール

day	1	...	8	...	15	...	28
GEM 1,000mg/m²	↓		↓		↓		

注射

day 1, 8, 15	1	生理食塩液100mL デカドロン®（デキサメタゾン）注射液6.6mg	1瓶 1瓶	全開
	2	ブドウ糖注射液5% 100mL ゲムシタビン点滴静注用	1瓶 1,000mg/m²	0.5時間
	3	生理食塩液50mL	1瓶	全開

化学療法単剤⑦
VNR

投与スケジュール

day	1	⋯	8	⋯	21
VNR 25mg/m²	↓		↓		

注射

day 1, 8	1	生理食塩液100mL デカドロン®（デキサメタゾン）注射液1.65mg	1瓶 2A	全開
	2	生理食塩液100mL ロゼウス®（ビノレルビン）静注液（10mg/mL）	1瓶 25mg/m²	全開
	3	生理食塩液50mL	1瓶	全開

化学療法単剤⑧
CPT-11

投与スケジュール

day	1	⋯	8	⋯	15	⋯	28
CPT-11 100mg/m²	↓		↓		↓		

経口

day2, 3, 9, 10, 16, 17	デカドロン®（デキサメタゾン）錠0.5mg	16錠

注射

day1, 8, 15	1	グラニセトロン点滴静注液3mgバッグ デカドロン®注射液6.6mg デカドロン®注射液1.65mg	1袋 1瓶 2A	全開
	2	生理食塩液500mL イリノテカン塩酸塩点滴静注液（20mg/mL）	1瓶 100mg/m²	1.5時間
	3	生理食塩液50mL	1瓶	全開

化学療法単剤⑨
AMR

投与スケジュール

day	1	2	3	...	21
AMR 40mg/m²	↓	↓	↓		

注射

day 1~3	1	グラニセトロン点滴静注液3mgバッグ デカドロン®（デキサメタゾン）注射液6.6mg	1袋 1瓶	全開
	2	生理食塩液50mL	1瓶	全開
	3	生理食塩液50mL カルセド®注用（アムルビシン）	1瓶 40mg/m²	全開
	4	生理食塩液50mL	1瓶	全開

ICI単剤（IO+IOを含む）①
ニボルマブ

投与スケジュール

day	1	…	14	…	28
ニボルマブ 240mg/body	↓				
ニボルマブ 480mg/body	↓				

注射

day 1	1	生理食塩液50mL	1瓶	全開
	2	生理食塩液100mL オプジーボ®（ニボルマブ）点滴静注（10mg/mL）*1, 2	1瓶 240mg/body or 480mg/body	0.5時間
	3	生理食塩液50mL	1瓶	全開

*1：インラインフィルター（0.2または0.22μm）を使用。
*2：希釈後の最終濃度は0.35mg/mL以上。

ICI単剤（IO＋IOを含む）②
ペムブロリズマブ

投与スケジュール

day	1	…	21	…	42
ペムブロリズマブ 200mg/body	↓				

ペムブロリズマブ 400mg/body	↓			

注射

day 1	1	生理食塩液50mL		1瓶	全開
	2	生理食塩液50mL キイトルーダ®（ペムブロリズマブ）点滴静注（25mg/mL）*1, 2		1瓶 200mg/body or 400mg/body	0.5時間
	3	生理食塩液50mL		1瓶	全開

*1：インラインフィルター（0.2または0.22μm）を使用。
*2：希釈後の最終濃度は1〜10mg/mL以上。

ICI単剤（IO＋IOを含む）③
アテゾリズマブ

投与スケジュール

day	1	…	21
アテゾリズマブ 1,200mg/body	↓		

注射

day 1	1	生理食塩液50mL		1瓶	全開
	2	生理食塩液250mL テセントリク®（アテゾリズマブ）点滴静注（60mg/mL）*1		1袋 1,200mg/body	1.0時間*2
	3	生理食塩液50mL		1瓶	全開

*1：インラインフィルター（0.2または0.22μm）を使用。
*2：忍容性が良好であれば，2回目以降は0.5時間。

ICI単剤（IO+IOを含む）④
ニボルマブ（2週）+イピリムマブ

投与スケジュール

day	1	...	15	...	29	...	42
ニボルマブ 240mg/body	↓		↓		↓		
イピリムマブ 1mg/kg	↓						

注射

day 1	1	生理食塩液50mL	1瓶	全開
	2	生理食塩液100mL オプジーボ®（ニボルマブ）点滴静注（10mg/mL）[*1, 2]	1瓶 240mg/body	0.5時間
	3	生理食塩液100mL	1瓶	0.5時間
	4	生理食塩液50mL ヤーボイ®（イピリムマブ）点滴静注液（5mg/mL）[*1, 3]	1瓶 1mg/kg	0.5時間
	5	生理食塩液50mL	1瓶	全開
day 15, 29	1	生理食塩液50mL	1瓶	全開
	2	生理食塩液100mL オプジーボ®点滴静注（10mg/mL）[*1, 2]	1瓶 240mg/body	0.5時間
	3	生理食塩液50mL	1瓶	全開

*1：インラインフィルター（0.2または0.22µm）を使用。
*2：希釈後の最終濃度は0.35mg/mL以上。
*3：希釈後の最終濃度は1〜4mg/mL以上。

ICI単剤（IO＋IOを含む）⑤
ニボルマブ（3週）＋イピリムマブ

投与スケジュール

day	1	...	22	...	42
ニボルマブ 360mg/body	↓		↓		
イピリムマブ 1mg/kg	↓				

注射

day 1	1	生理食塩液50mL	1瓶	全開
	2	生理食塩液100mL オプジーボ®（ニボルマブ）点滴静注（10mg/mL）[*1, 2]	1瓶 360mg/body	0.5時間
	3	生理食塩液100mL	1瓶	0.5時間
	4	生理食塩液50mL ヤーボイ®（イピリムマブ）点滴静注液（5mg/mL）[*1, 3]	1瓶 1mg/kg	0.5時間
	5	生理食塩液50mL	1瓶	全開
day 22	1	生理食塩液50mL	1瓶	全開
	2	生理食塩液100mL オプジーボ®点滴静注（10mg/mL）[*1, 2]	1瓶 360mg/body	0.5時間
	3	生理食塩液50mL	1瓶	全開

*1：インラインフィルター（0.2または0.22μm）を使用。
*2：希釈後の最終濃度は0.35mg/mL以上。
*3：希釈後の最終濃度は1～4mg/mL以上。

Chemo+IO（複合免疫療法）①
CDDP+PEM+ペムブロリズマブ

投与スケジュール

day	1	...	21
CDDP 75mg/m²	↓		
PEM 500mg/m²	↓		
ペムブロリズマブ 200mg/body	↓		

※ 治療開始7日前より葉酸0.5mgを1日1回連日経口投与、ビタミンB₁₂を1回1mg筋注する
（9週間に1回）。最終のPEM投与日から22日目まで可能な限り投与を継続する。

経口

day1	アプレピタントカプセル125mg	1Cp
day2, 3	アプレピタントカプセル80mg デカドロン®（デキサメタゾン）錠0.5mg	1Cp 16錠
day4	デカドロン®錠0.5mg	16錠

注射

day 1	1	生理食塩液50mL	1瓶	全開
	2	生理食塩液50mL キイトルーダ®（ペムブロリズマブ）点滴静注（25mg/mL）*1, 2	1瓶 200mg/body	0.5時間
	3	生理食塩液50mL	1瓶	全開
	4	生理食塩液100mL アロキシ®（パロノセトロン）静注0.75mg デカドロン®注射液6.6mg デカドロン®注射液1.65mg	1瓶 1瓶 1瓶 2A	全開
	5	生理食塩液100mL ペメトレキセド点滴静注液（25mg/mL）	1瓶 500mg/m²	10分
	6	生理食塩液500mL KCL注10mEqキット（10mL） 硫酸Mg補正液1mEq/mL（20mL）	1瓶 1キット 0.4*3	1.0時間
	7	生理食塩液500mL シスプラチン注（0.5mg/mL）	0.5瓶 75mg/m²	1.0時間
	8	生理食塩液500mL KCL注10mEqキット（10mL）	1瓶 1キット	1.0時間
	9	生理食塩液50mL フロセミド注射液20mg	1瓶 0.5A	全開

*1：インラインフィルター（0.2または0.22μm）を使用。
*2：希釈後の最終濃度は1〜10mg/mL以上。
*3：硫酸Mg：8mEq=8mL=0.4A

Chemo+IO（複合免疫療法）②
CBDCA+PEM+ペムブロリズマブ

投与スケジュール

day	1	...	21
CBDCA AUC 5	↓		
PEM 500mg/m²	↓		
ペムブロリズマブ 200mg/body	↓		

※ 治療開始7日前より葉酸0.5mgを1日1回連日経口投与，ビタミンB₁₂を1回1mg筋注する（9週間に1回）。最終のPEM投与日から22日目まで可能な限り投与を継続する。

経口

day1	アプレピタントカプセル125mg	1Cp
day2, 3	アプレピタントカプセル80mg デカドロン®（デキサメタゾン）錠0.5mg	1Cp 8錠

注射

day 1	1	生理食塩液50mL	1瓶	全開
	2	生理食塩液50mL キイトルーダ®（ペムブロリズマブ）点滴静注（25mg/mL）*1,2	1瓶 200mg/body	0.5時間
	3	生理食塩液50mL	1瓶	全開
	4	生理食塩液100mL アロキシ®（パロノセトロン）静注0.75mg デカドロン®注射液1.65mg	1瓶 1瓶 3A	全開
	5	生理食塩液100mL ペメトレキセド点滴静注液（25mg/mL）	1瓶 500mg/m²	10分
	6	ブドウ糖注射液5% 250mL カルボプラチン点滴静注液（10mg/mL）	1袋 AUC 5	1.0時間
	7	生理食塩液50mL	1瓶	全開

*1：インラインフィルター（0.2または0.22μm）を使用。
*2：希釈後の最終濃度は1～10mg/mL以上。

Chemo+IO（複合免疫療法）③
CBDCA+nab-PTX+ペムブロリズマブ

投与スケジュール

day	1	…	8	…	15	…	21
CBDCA　AUC 6	↓						
nab-PTX 100mg/m²	↓		↓		↓		
ペムブロリズマブ 200mg/body	↓						

経口

day1	アプレピタントカプセル125mg	1Cp
day2, 3	アプレピタントカプセル80mg デカドロン®（デキサメタゾン）錠0.5mg	1Cp 8錠

注射

day 1	1	生理食塩液50mL	1瓶	全開
	2	生理食塩液50mL キイトルーダ®（ペムブロリズマブ）点滴静注（25mg/ mL）*1, 2	1瓶 200mg/body	0.5時間
	3	生理食塩液50mL	1瓶	全開
	4	生理食塩液100mL アロキシ®（パロノセトロン）静注0.75mg デカドロン®注射液1.65mg	1瓶 1瓶 3A	全開
	5	生理食塩液100mL アブラキサン®（パクリタキセル アルブミン懸濁型） 点滴静注用*3	1瓶 100mg/m²	0.5時間
	6	生理食塩液50mL	1瓶	全開
	7	ブドウ糖注射液5% 250mL カルボプラチン点滴静注液（10mg/mL）	1袋 AUC 6	1.0時間
	8	生理食塩液50mL	1瓶	全開
day 8, 15	1	生理食塩液100mL デカドロン®注射液6.6mg	1瓶 1瓶	全開
	2	生理食塩液100mL アブラキサン®点滴静注用*3	1瓶 100mg/m²	0.5時間
	3	生理食塩液50mL	1瓶	全開

*1：インラインフィルター（0.2または0.22μm）を使用。
*2：希釈後の最終濃度は1～10mg/mL以上。
*3：インラインフィルターは使用しないこと。

Chemo+IO（複合免疫療法）④
CBDCA+nab-PTX+アテゾリズマブ

投与スケジュール

day	1	…	8	…	15	…	21
CBDCA　AUC 6	↓						
nab-PTX 100mg/m²	↓		↓		↓		
アテゾリズマブ 1,200mg/body	↓						

経口

day1	アプレピタントカプセル125mg	1Cp
day2, 3	アプレピタントカプセル80mg	1Cp
	デカドロン®（デキサメタゾン）錠0.5mg	8錠

注射

day 1	1	生理食塩液50mL	1瓶	全開
	2	生理食塩液250mL	1袋	1.0時間[*2]
		テセントリク®（アテゾリズマブ）点滴静注（60mg/mL）[*1]	1,200mg/body	
	3	生理食塩液50mL	1瓶	全開
	4	生理食塩液100mL	1瓶	全開
		アロキシ®（パロノセトロン）静注0.75mg	1瓶	
		デカドロン®注射液1.65mg	3A	
	5	生理食塩液100mL	1瓶	0.5時間
		アブラキサン®（パクリタキセル アルブミン懸濁型）点滴静注用[*3]	100mg/m²	
	6	生理食塩液50mL	1瓶	全開
	7	ブドウ糖注射液5% 250mL	1袋	1.0時間
		カルボプラチン点滴静注液（10mg/mL）	AUC 6	
	8	生理食塩液50mL	1瓶	全開
day 8, 15	1	生理食塩液100mL	1瓶	全開
		デカドロン®注射液6.6mg	1瓶	
	2	生理食塩液100mL	1瓶	0.5時間
		アブラキサン®点滴静注用[*3]	100mg/m²	
	3	生理食塩液50mL	1瓶	全開

*1：インラインフィルター（0.2または0.22μm）を使用。
*2：忍容性が良好であれば，2回目以降は0.5時間。
*3：インラインフィルターは使用しないこと。

Chemo＋IO（複合免疫療法）⑤
CBDCA＋PEM＋アテゾリズマブ（IMpower132試験）

投与スケジュール

day	1	…	21
CBDCA AUC 6	↓		
PEM 500mg/m²	↓		
アテゾリズマブ 1,200mg/body	↓		

※ 治療開始7日前より葉酸0.5mgを1日1回連日経口投与，ビタミンB₁₂を1回1mg筋注する（9週間に1回）。最終のPEM投与日から22日目まで可能な限り投与を継続する。

経口

day1	アプレピタントカプセル125mg	1Cp
day2, 3	アプレピタントカプセル80mg	1Cp
	デカドロン® （デキサメタゾン）錠0.5mg	8錠

注射

day 1	1	生理食塩液50mL	1瓶	全開
	2	生理食塩液250mL テセントリク® （アテゾリズマブ）点滴静注 （60mg/mL）*1	1袋 1,200mg/body	1.0時間*2
	3	生理食塩液50mL	1瓶	全開
	4	生理食塩液100mL アロキシ® （パロノセトロン）静注0.75mg デカドロン®注射液1.65mg	1瓶 1瓶 3A	全開
	5	生理食塩液100mL ペメトレキセド点滴静注液 （25mg/mL）	1瓶 500mg/m²	10分
	6	ブドウ糖注射液5% 250mL カルボプラチン点滴静注液 （10mg/mL）	1袋 AUC 6	1.0時間
	7	生理食塩液50mL	1瓶	全開

*1：インラインフィルター（0.2または0.22μm）を使用。
*2：忍容性が良好であれば，2回目以降は0.5時間。

Chemo＋IO（複合免疫療法）⑥
CBDCA＋PTX＋ニボルマブ＋イピリムマブ（CheckMate9LA試験）

投与スケジュール

day	1	…	22	…	42
CBDCA AUC 6	↓		↓		
PTX 200mg/m²	↓		↓		
ニボルマブ 360mg/body	↓		↓		
イピリムマブ 1mg/kg	↓				

※ 1サイクル終了後，ニボルマブ＋イピリムマブ維持療法へ移行する。

経口

day1, 22	アプレピタントカプセル125mg	1Cp
day2, 3, 23, 24	アプレピタントカプセル80mg デカドロン®（デキサメタゾン）錠0.5mg	1Cp 8錠
day4, 25	デカドロン®錠0.5mg	16錠

注射

day 1	1	生理食塩液50mL	1瓶	全開
	2	生理食塩液100mL オプジーボ®（ニボルマブ）点滴静注（10mg/mL）[1,2]	1瓶 360mg/body	0.5時間
	3	生理食塩液100mL	1瓶	0.5時間
	4	生理食塩液50mL ヤーボイ®（イピリムマブ）点滴静注液（5mg/mL）[1,3]	1瓶 1mg/kg	0.5時間
	5	生理食塩液50mL	1瓶	全開
	6	生理食塩液100mL アロキシ®（パロノセトロン）静注0.75mg ファモチジン注射用20mg デカドロン®注射液6.6mg ポララミン®（クロルフェニラミン）注5mg	1瓶 1瓶 1A 3瓶 1A	0.5時間
	7	生理食塩液500mL パクリタキセル注（6mg/mL）[4]	1瓶 200mg/m²	3.0時間
	8	ブドウ糖注射液5% 250mL カルボプラチン点滴静注液（10mg/mL）	1袋 AUC 6	1.0時間
	9	生理食塩液50mL	1瓶	全開

day 22	1	生理食塩液50mL	1瓶	全開
	2	生理食塩液100mL オプジーボ®点滴静注 (10mg/mL) *1, 2	1瓶 360mg/body	0.5時間
	3	生理食塩液50mL	1瓶	全開
	4	生理食塩液100mL アロキシ®静注0.75mg ファモチジン注用20mg デカドロン®注射液6.6mg ポララミン®注5mg	1瓶 1瓶 1A 3瓶 1A	0.5時間
	5	生理食塩液500mL パクリタキセル注 (6mg/mL) *4	1瓶 200mg/m²	3.0時間
	6	ブドウ糖注射液5% 250mL カルボプラチン点滴静注液 (10mg/mL)	1袋 AUC 6	1.0時間
	7	生理食塩液50mL	1瓶	全開

*1：インラインフィルター (0.2または0.22µm) を使用。
*2：希釈後の最終濃度は0.35mg/mL以上。
*3：希釈後の最終濃度は1〜4mg/mL以上。
*4：PVCフリー輸液セットを使用。

Chemo+IO（複合免疫療法）⑦
CDDP＋PEM＋ニボルマブ＋イピリムマブ（CheckMate9LA試験）

投与スケジュール

day	1	...	22	...	42
CDDP 75mg/m²	↓		↓		
PEM 500mg/m²	↓		↓		
ニボルマブ 360mg/body	↓		↓		
イピリムマブ 1mg/kg	↓				

※ 1コース終了後，ニボルマブ＋イピリムマブ維持療法へ移行する。
※ 治療開始7日前より葉酸0.5mgを1日1回連日経口投与，ビタミンB₁₂を1回1mg筋注する（9週間に1回）。最終のPEM投与日から22日目まで可能な限り投与を継続する。

経口

day1, 22	アプレピタントカプセル125mg	1Cp
day2, 3, 23, 24	アプレピタントカプセル80mg デカドロン®（デキサメタゾン）錠0.5mg	1Cp 16錠
day4, 25	デカドロン®錠0.5mg	16錠

注射

day 1	1	生理食塩液50mL	1瓶	全開
	2	生理食塩液100mL オプジーボ®（ニボルマブ）点滴静注（10mg/mL）*1, 2	1瓶 360mg/body	0.5時間
	3	生理食塩液100mL	1瓶	0.5時間
	4	生理食塩液50mL ヤーボイ®（イピリムマブ）点滴静注液（5mg/mL）*1, 3	1瓶 1mg/kg	0.5時間
	5	生理食塩液50mL	1瓶	全開
	6	生理食塩液100mL アロキシ®（パロノセトロン）静注0.75mg デカドロン®注射液6.6mg デカドロン®注射液1.65mg	1瓶 1瓶 1瓶 2A	全開
	7	生理食塩液100mL ペメトレキセド点滴静注液（25mg/mL）	1瓶 500mg/m²	10分

	8	生理食塩液500mL KCL注10mEqキット (10mL) 硫酸Mg補正液1mEq/mL (20mL)	1瓶 1キット 0.4A[*4]	1.0時間
	9	生理食塩液500mL シスプラチン注 (0.5mg/mL)	0.5瓶 75mg/m²	1.0時間
	10	生理食塩液500mL KCL注10mEqキット (10mL)	1瓶 1キット	1.0時間
	11	生理食塩液50mL フロセミド注射液20mg	1瓶 0.5A	全開
day 22	1	生理食塩液50mL	1瓶	全開
	2	生理食塩液100mL オプジーボ®点滴静注 (10mg/mL)[*1, 2]	1瓶 360mg/body	0.5時間
	3	生理食塩液50mL	1瓶	全開
	4	生理食塩液100mL アロキシ®静注0.75mg デカドロン®注射液6.6mg デカドロン®注射液1.65mg	1瓶 1瓶 1瓶 2A	全開
	5	生理食塩液100mL ペメトレキセド点滴静注液 (25mg/mL)	1瓶 500mg/m²	10分
	6	生理食塩液500mL KCL注10mEqキット (10mL) 硫酸Mg補正液1mEq/mL (20mL)	1瓶 1キット 0.4A[*4]	1.0時間
	7	生理食塩液500mL シスプラチン注 (0.5mg/mL)	0.5瓶 75mg/m²	1.0時間
	8	生理食塩液500mL KCL注10mEqキット (10mL)	1瓶 1キット	1.0時間
	9	生理食塩液50mL フロセミド注射液20mg	1瓶 0.5A	全開

*1：インラインフィルター (0.2または0.22μm) を使用。
*2：希釈後の最終濃度は0.35mg/mL以上。
*3：希釈後の最終濃度は1〜4mg/mL以上。
*4：硫酸Mg：8mEq=8mL=0.4A

Chemo+IO（複合免疫療法）⑧
CBDCA+PEM+ニボルマブ+イピリムマブ（CheckMate9LA試験）

投与スケジュール

day	1	⋯	22	⋯	42
CBDCA AUC 5 or 6	↓		↓		
PEM 500mg/m²	↓		↓		
ニボルマブ 360mg/body	↓		↓		
イピリムマブ 1mg/kg	↓				

※ 1サイクル終了後，ニボルマブ+イピリムマブ維持療法へ移行する。
※ 治療開始7日前より葉酸0.5mgを1日1回連日経口投与，ビタミンB₁₂を1回1mg筋注する
（9週間に1回）。最終のPEM投与日から22日目まで可能な限り投与を継続する。

経口

day1, 22	アプレピタントカプセル125mg	1Cp
day2, 3, 23, 24	アプレピタントカプセル80mg デカドロン®（デキサメタゾン）錠0.5mg	1Cp 8錠

注射

day 1	1	生理食塩液50mL	1瓶	全開
	2	生理食塩液100mL オプジーボ®（ニボルマブ）点滴静注（10mg/mL）[*1, 2]	1瓶 360mg/body	0.5時間
	3	生理食塩液100mL	1瓶	0.5時間
	4	生理食塩液50mL ヤーボイ®（イピリムマブ）点滴静注液（5mg/mL）[*1, 3]	1瓶 1mg/kg	0.5時間
	5	生理食塩液50mL	1瓶	全開
	6	生理食塩液100mL アロキシ®（パロノセトロン）静注0.75mg デカドロン®注射液1.65mg	1瓶 1瓶 3A	全開
	7	生理食塩液100mL ペメトレキセド点滴静注液（25mg/mL）	1瓶 500mg/m²	10分
	8	ブドウ糖注射液5% 250mL カルボプラチン点滴静注液（10mg/mL）	1袋 AUC 5 or 6	1.0時間
	9	生理食塩液50mL	1瓶	全開

day 22	1	生理食塩液50mL	1瓶	全開
	2	生理食塩液100mL オプジーボ®点滴静注 (10mg/mL)*1, 2	1瓶 360mg/body	0.5時間
	3	生理食塩液50mL	1瓶	全開
	4	生理食塩液100mL アロキシ®静注0.75mg デカドロン®注射液1.65mg	1瓶 1瓶 3A	全開
	5	生理食塩液100mL ペメトレキセド点滴静注液 (25mg/mL)	1瓶 500mg/m²	10分
	6	ブドウ糖注射液5% 250mL カルボプラチン点滴静注液 (10mg/mL)	1袋 AUC 5 or 6	1.0時間
	7	生理食塩液50mL	1瓶	全開

*1：インラインフィルター (0.2または0.22μm) を使用。
*2：希釈後の最終濃度は0.35mg/mL以上。
*3：希釈後の最終濃度は1〜4mg/mL以上。

Chemo+IO（複合免疫療法）⑨
CBDCA+PTX+アテゾリズマブ+ベバシズマブ（IMpower150試験）

投与スケジュール

day	1	...	21
CBDCA AUC 6	↓		
PTX 175mg/m²	↓		
アテゾリズマブ 1,200mg/body	↓		
ベバシズマブ 15mg/kg	↓		

経口

day1	アプレピタントカプセル125mg	1Cp
day2, 3	アプレピタントカプセル80mg デカドロン®（デキサメタゾン）錠0.5mg	1Cp 8錠

注射

day 1	1	生理食塩液50mL	1瓶	全開
	2	生理食塩液250mL テセントリク®（アテゾリズマブ）点滴静注（60mg/mL）*1	1袋 1,200mg/body	1.0時間*2
	3	生理食塩液50mL	1瓶	全開
	4	生理食塩液100mL アバスチン®（ベバシズマブ）点滴静注用（25mg/mL）	1瓶 15mg/kg	1.5時間*3
	5	生理食塩液100mL アロキシ®（パロノセトロン）静注0.75mg ファモチジン注射用20mg デカドロン®注射液6.6mg ポララミン®（クロルフェニラミン）注5mg*1	1瓶 1瓶 1A 3瓶 1A	0.5時間
	6	生理食塩液500mL パクリタキセル注（6mg/mL）*4	1瓶 175mg/m²	3.0時間
	7	ブドウ糖注射液5% 250mL カルボプラチン点滴静注液（10mg/mL）	1袋 AUC 6	1.0時間
	8	生理食塩液50mL	1瓶	全開

*1：インラインフィルター（0.2または0.22μm）を使用。
*2：忍容性が良好であれば，2回目以降は0.5時間。
*3：忍容性が良好であれば，2回目は1.0時間，3回目以降は0.5時間。
*4：PVCフリー輸液セットを使用。

遺伝子診断のコツ

　従来，肺癌診療における遺伝子診断は，各遺伝子異常を個別に検出する検査（単一遺伝子検査）であったが，近年，次世代シーケンサー（NGS）などにより複数の遺伝子異常を同時に測定可能な遺伝子パネル検査が開発され，日常診療に導入された。

　本項では，2022年2月現在のNSCLCにおける遺伝子診断の検査方法や，日常診療における検査の進め方・コツなどについて解説する。なお，特定の医薬品の適応を判定する目的で使用されるコンパニオン診断薬については承認状況が変化すると考えられるため，適宜PMDAで最新の情報[1]を確認されたい。

単一遺伝子検査の特徴・方法

　各個別の遺伝子異常を，PCR法や免疫染色，FISH法などを用いて行う。NSCLCにおいては，*EGFR*，*ALK*，*ROS1*などのコンパニオン診断薬としての機能をもつものがある。

　各個別の検査の結果判明までの時間（turnaround time：TAT）はさほど長くないが，各遺伝子検査を順序立てて行うことによりTATがかかることが問題であった。現在の肺癌治療ガイドライン[2]では検査項目に優先順位をつけず，**複数の単一遺伝子検査を同時に行う**よう提案されている。

　これによりTATの問題は解決されると考えられるが，多数の検査提出により**多くの検体量が必要となる**ことは問題である。

NGSを用いた遺伝子パネル検査の特徴・方法

　同時に多数の遺伝子異常を検索でき，検体量の節減や複数遺伝子の状況が一気に確認できるといったメリットがある。

　提出する検体の質・量によっては解析不能となる可能性があるため，提出前に「適切な固定条件や保存期間であるか」「腫瘍量や腫瘍細胞割合が十分に保たれているか」などを病理診断医や検査技師とともに検討しておくことが重要である[3]。

　アンプリコン法を用いた①，より多くの遺伝子異常検索が可能で包括的ゲノムプロファイリング（comprehensive genomic profiling：CGP）検査の機能をもつハイブリッドキャプチャー法を用いた②〜④について，以下に詳述する。

CGP検査は標準治療がないもしくは終了（見込み）の固形癌で保険適応であるが，がんゲノム医療中核拠点病院・拠点病院・連携病院においてのみ提出可能である。検査自体のTATは長く，解析結果に対するレポートが報告された後，結果に対するエキスパートパネルが行われる時間を考慮する必要がある。

①オンコマイン™ Dx Target Test マルチCDxシステム（オンコマインDxTT）[4]

　46の癌関連遺伝子異常を検索する。NSCLCにおける5遺伝子のコンパニオン診断薬（*EGFR, ALK, ROS1, BRAF, RET*）でもある。基本的に5遺伝子の結果が報告される。希望すれば残り41遺伝子の結果についても結果報告は可能だが，その結果は「研究用」とされ，コンパニオン診断薬としての使用はできない。例えば*MET*遺伝子エクソン14スキッピング変異が陽性所見であっても，改めてコンパニオン診断薬（ArcherMETコンパニオン診断システムなど）での陽性所見を得なければならない。

　全国どの施設でも提出可能で，TATはおおむね2週間以内，保険点数は14,000点である。

②OncoGuide™NCCオンコパネルシステム（NCCオンコパネル）[5]

　124の癌関連遺伝子異常を検索するCGP検査である。コンパニオン診断薬としての機能はない。MSI判定も検出可能である。

　TATは約2週間，エキスパートパネルの時間が追加になる。保険点数は56,000点（検体提出時8,000点，エキスパートパネルでの解析結果検討および患者説明で48,000点）である。

③FoundationOne®CDx がんゲノムプロファイル（F1CDx）[6]

　324の癌関連遺伝子異常を検索するCGP検査で，NSCLC，悪性黒色腫，乳癌，結腸・直腸癌，固形癌，卵巣癌，前立腺癌，胆道癌のコンパニオン診断薬でもある。MSI判定や腫瘍変異量（tumor mutation burden：TMB）スコアも検出できる。

　TATは約3～4週間，CGP検査ではエキスパートパネルの時間が追加になる。保険点数はNCCオンコパネルと同様56,000点であるが，コンパニオン診断薬として使用する場合，NSCLCで5,200点，その後標準治療の終了（見込み）時点でエキスパートパネルでの解析結果検討および患者説明で48,000点である。合わせて53,200点の算定にしかならず，実質的にはコンパニオン診断薬としては使用困難である。

④FoundationOne® Liquid CDx がんゲノムプロファイル
（F1LCDx）[7]

　血液検体にて提出可能で，F1CDxと同数の遺伝子異常の情報が得られる。しかし，MSI判定やTMBスコアが検出されず，コンパニオン診断薬としての機能がNSCLC，固形癌，前立腺癌で，対応遺伝子もやや少なくなっている。

リアルタイムPCR法を用いた遺伝子パネル検査の特徴・方法

　2022年2月現在では，下記検査方法のみである。

AmoyDx® 肺癌マルチ遺伝子PCRパネル（AmoyDx）[8]

　11の癌関連遺伝子異常を検索する。コンパニオン診断薬としては5遺伝子（*EGFR, ALK, ROS1, BRAF, MET*），そのほかに6遺伝子（*KRAS, HER2, RET, NTRK1, NTRK2, NTRK3*）の検出が可能である。全国どの施設でも提出可能で，TATが比較的短い。保険点数は10,000点である。

実臨床における遺伝子診断の進め方とコツ

①病勢進行が早い，全身状態があまり良くないなどの理由で治療を急ぐ場合

　AmoyDxはTATが短く，多くの遺伝子検査結果を同時に得られることが期待されるためまずは選択肢として挙げられるが，提出する検体の質・量が重要であることに留意する必要がある。AmoyDxの提出が困難である場合には，少なくとも*EGFR*遺伝子変異および*ALK*融合遺伝子転座を見逃さないよう，TATが短い単一遺伝子検査（*EGFR*であればPCR，*ALK*であればIHCなど）を考える。検査結果を待たずに細胞傷害性抗癌薬などの開始が検討されるが，分子標的治療薬に期待できる治療効果を考えると，可能な範囲で結果を確認したい。

②治療開始までに時間があると考えられ，遺伝子パネル検査を考慮する場合

　提出する検体の質・量が重要である。病理診断医による検体評価を行い，提出に足る検体であれば提出，そうでなければ再生検を考慮するか，複数の単一遺伝子検査を考慮する。

　単一遺伝子検査を行う場合，*BRAF*遺伝子変異を単一で検出する検査（オンコマインDxTT）の受託ができなくなったなどの理由で，保険診療で行える分子標的治療薬の適用となるすべての遺伝子異常の診断ができないことが問題点である。

　初回診断時に行うコンパニオン診断薬としてNGSを用いた遺

伝子パネル検査は，オンコマインDxTT，F1CDxまたはF1LCDxであり，リアルタイムPCR法を用いた遺伝子パネル検査はAmoyDxであるが，先に述べた保険算定の問題から考えると，現実的には**オンコマインDxTTあるいはAmoyDxのいずれか**となると考えられる（2022年2月時点）。

　提出後，適切な結果が得られているかを確認し，解析不能であれば適宜再生検か，複数の単一遺伝子検査を考慮する。ただし，初回診断としてオンコマインDxTTあるいはAmoyDxを提出すると，本検査がカバーする遺伝子検査はその後単一遺伝子検査として再算定できないことに注意する。解析不能であった場合は，どのような理由でそうなったかを検討する。量の不足で，2mm角以下の検体であった場合には，未染スライドの提出枚数を通常よりも多い15〜20枚とすれば解析不能症例が減る可能性がある。

③初回診断時にすべての遺伝子検索ができない場合や，遺伝子異常がすべて陰性であり患者希望がある場合

　標準治療終了（見込み）の時点でCGP検査機能をもつ遺伝子パネル検査を考える。単一遺伝子検査，オンコマインDxTT，あるいはF1CDxなど，検査方法により検出可能な遺伝子が異なるため，ドライバー遺伝子異常を有する可能性がある症例（初回診断時遺伝子異常陰性で，非喫煙女性の腺癌症例など）では，異なる検査方法での再検査を考慮してもよいと考える。

④次治療以降に再生検を行い遺伝子パネル検査を提出する場合

　治療修飾の加わった検体であるため，検体の質（特に腫瘍細胞含有割合）に注意する。F1LCDxは上記検査で唯一の血液検体による検査である。検体が小さいためCGP検査を諦めていた症例でも行える可能性がある。しかし，血中循環腫瘍DNAが多数漏出していないと正確な検査結果が得られない可能性（例えばM1a症例などでは偽陰性となる可能性）や，融合遺伝子やMET遺伝子などの偽陽性が比較的多く認められることに注意する。

　F1CDxおよびF1LCDxは，いずれかを生涯に1回のみ提出可能である。F1CDxが検出不能の場合にF1LCDxでの再検が可能となっていることをうまく使う必要がある。

　NCCオンコパネル，F1CDx，F1LCDxのCGP検査結果によりエキスパートパネルが推奨する薬剤を投与する際には，コンパニオン診断薬での再検は不要であり，これに縛られることはない。

（服部剛弘，里内美弥子）

文献

1) 独立行政法人医薬品医療機器総合機構. コンパニオン診断薬等の情報. https://www.pmda.go.jp/review-services/drug-reviews/review-information/cd/0001.html

2) 日本肺癌学会, 編. 肺癌診療ガイドライン2020年版. 東京:金原出版:2021.

3) 日本病理学会. ゲノム診療用病理組織検体取扱い規程. https://pathology.or.jp/genome_med/pdf/textbook.pdf

4) オンコマイン™ Dx Target Test マルチCDxシステム 添付文書, 2020年8月(第5版 承認事項一部変更承認による改訂).

5) Sysmex. 遺伝子変異解析セット(がんゲノムプロファイリング検査用)OncoGuide™ NCCオンコパネル システム. https://products.sysmex.co.jp/products/genetic/AK401170/

6) 中外製薬. FoundationOne® CDx がんゲノムプロファイル 製品基本情報. https://chugai-pharm.jp/pr/npr/f1/f1t/index/

7) 中外製薬. FoundationOne® Liquid CDx がんゲノムプロファイル 製品基本情報. https://chugai-pharm.jp/pr/npr/f1/f1l/index/

8) 理研ジェネシス. AmoyDx® 肺癌マルチ遺伝子PCRパネル. https://www.rikengenesis.jp/product/product_ivd/product_ivd_04_AmoyDxPanLungCancerPCRPanel.html

肺癌薬物療法レジメン　Expert's Choice

2022 年 3 月 20 日　　第 1 版第 1 刷発行
2022 年 5 月 20 日　　　　第 2 刷発行

■編　集	倉田宝保	くらたたかやす
	吉岡弘鎮	よしおかひろしげ
■薬剤監修	藤井良平	ふじいりょうへい
■発行者	吉田富生	
■発行所	株式会社メジカルビュー社	

〒162-0845 東京都新宿区市谷本村町2-30
電話　03 (5228) 2050 (代表)
ホームページ http://www.medicalview.co.jp/

営業部　FAX 03 (5228) 2059
　　　　E-mail　eigyo@medicalview.co.jp

編集部　FAX 03 (5228) 2062
　　　　E-mail　ed@medicalview.co.jp

■印刷所　　広研印刷株式会社

ISBN 978-4-7583-1818-1 C3047

©MEDICAL VIEW, 2022. Printed in Japan